县级医院护理工作实践与创新

主　编：武永康　张　容

副主编：鄢骑兵　张　磊　王　莉

编　者（按姓氏笔画）：

王　军	王　莉	王振俐	王俊儒	王　勤
邓　英	石杨柳	兰　茜	伍　雪	江　晓
刘　雨	刘　颖	何　毅	欧　飞	汤雪莲
宋芳芳	李　佳	罗　予	罗红华	罗春霞
易　良	易建平	周会荣	周秀琼	张兴艳
张　利	张　容	张婷婷	张　磊	张　慧
陈　欣	陈　瑶	武永康	钟　香	胡苹红
黄　丽	黄　英	黄　锐	蒋小丽	蒋梦莲
蒋海燕	谢春凤	鄢骑兵		

秘　书：汤雪莲

四川大学出版社
SICHUAN UNIVERSITY PRESS

图书在版编目（CIP）数据

县级医院护理工作实践与创新 / 武永康，张容主编．
成都 ： 四川大学出版社，2024. 9. -- ISBN 978-7-5690-
7292-1

Ⅰ. R47

中国国家版本馆 CIP 数据核字第 2024WOE802 号

书　　名：县级医院护理工作实践与创新
　　　　　Xianji Yiyuan Huli Gongzuo Shijian yu Chuangxin
主　　编：武永康　张　容

选题策划：许　奕
责任编辑：许　奕
责任校对：倪德君
装帧设计：胜翔设计
责任印制：李金兰

出版发行：四川大学出版社有限责任公司
　　　　　地址：成都市一环路南一段 24 号（610065）
　　　　　电话：（028）85408311（发行部）、85400276（总编室）
　　　　　电子邮箱：scupress@vip.163.com
　　　　　网址：https://press.scu.edu.cn
印前制作：四川胜翔数码印务设计有限公司
印刷装订：成都金阳印务有限责任公司

成品尺寸：170 mm×240 mm
印　　张：12.25
字　　数：242 千字

版　　次：2024 年 10 月 第 1 版
印　　次：2024 年 10 月 第 1 次印刷
定　　价：59.00 元

扫码获取数字资源

四川大学出版社
微信公众号

序

　　在这个飞速发展的时代，医疗卫生事业作为国家民生之根本，正以前所未有的速度向前推进。县级医院作为医疗服务体系的重要组成部分，承担着为广大农村和基层群众提供基本医疗和护理服务的重要任务。护理工作作为医疗服务的重要环节，其实践与创新直接关系到患者的康复效果和就医体验。金堂县第一人民医院作为四川大学华西医院的领办型医院，在医疗服务领域一直保持着积极的探索与实践精神。能为该院出版的《县级医院护理工作实践与创新》一书作序，深感荣幸与欣慰。

　　金堂县第一人民医院的护理团队，长期以来以患者为中心，用心服务、用情护理，赢得了广大患者的信赖与赞誉。本书记录了金堂县第一人民医院的护理工作实践，内容涵盖护理管理的创新策略、护理服务的持续优化、护理文化的精心培育，以及护理工作的创新思路等。每一章节都汇聚了作者的智慧结晶和辛勤汗水，展现了县级医院护理团队在医疗服务中的专业素养与探索精神。这些珍贵的经验和成果不仅全面展示了金堂县第一人民医院在护理工作方面的实践经验与创新成果，为县级医院护理工作的发展提供了有益的借鉴，也为整个医疗行业的进步贡献了力量。通过本书，我们得以窥见县级医院护理工作的真实面貌，感受到护理团队在提升医疗服务质量、推动医疗事业进步中所发挥的积极作用。

　　当然，任何一本书都不可能尽善尽美。但我相信，《县级医院护理工作实践与创新》一书为我们提供了一个很好的起点，这本书的出版将会激发更多县级医院护理工作者的创新思维，并赋予他们实践的动力。希望未来能有更多的医务工作者加入这一行列，携手为县级医院护理工作的实践与创新注入新的活力，共同推动我国护理事业不断迈向新的高度。

期待金堂县第一人民医院在未来的发展中秉持初心，砥砺前行，书写更加辉煌的篇章。

四川大学华西临床医学院（华西医院）院长

2024 年 9 月

目录

第一章　概　述……………………………………… 1

　第一节　护理学简介……………………………… 1

　第二节　县级医院护理工作现况………………… 5

第二章　护理学科建设……………………………… 11

　第一节　多部门联动优质护理查房……………… 11

　第二节　"全院一张床"护理管理模式的构建与应用

　　　　　……………………………………… 14

　第三节　优化胸痛救治　创新护理模式………… 16

　第四节　卒中救治护理管理策略………………… 19

　第五节　骨科 LEER 模式在加速康复外科中的应用

　　　　　……………………………………… 23

　第六节　手术患者全程多元化健康指导实践…… 25

　第七节　基层医院安宁疗护工作实践…………… 28

　第八节　骨科亚专业护理模式的应用…………… 31

　第九节　健康管理新模式　体检服务再升级…… 34

第十节　以医院义化为依托的门诊部特色护理品牌建设……………… 36

第三章　护理工作质量管理与安全控制……………… 41

第一节　提升质控管理能力　助力护理高质量发展……………… 41

第二节　责任制整体护理工作实践……………… 44

第三节　护理文件书写质量管理精细化提升策略……………… 46

第四节　优化交接班流程　守护患者安全……………… 49

第五节　病区安全用药管理策略与实践……………… 53

第六节　护理近似差错事件管理在提高患者安全中的应用……………… 56

第七节　住院患者静脉血栓栓塞症防控护理新策略……………… 59

第八节　多维度呼吸机相关性肺炎风险管理与防控护理新策略……… 63

第九节　门诊传染病防控体系的构建与实践……………… 67

第十节　加强呼吸道管理策略……………… 72

第十一节　静脉血标本的护理管理策略……………… 74

第十二节　急危重症患者院内转运中的风险防控……………… 78

第十三节　护理不良事件管理……………… 81

第四章　护士培训与素质提升……………… 84

第一节　多模式培训助力护士专业技能提升……………… 84

第二节　晨间提问赋能护士成长……………… 87

第三节　临床案例讨论结合 PBL 教学法在 ICU 实习护士带教中的

　　　　应用……………… 89

第四节　多元化教学保障实习护士"针尖"上的安全　……………… 93

第五节　加强护士长管理能力培养……………… 95

第五章　护理品牌文化建设……………… 99

第一节　护理团队文化建设实践……………… 99

第二节　南丁格尔志愿护理服务活动……………………………………… 102

第三节　县级医疗卫生机构专科护士管理……………………………… 105

第四节　专科护理门诊的创新实践与发展……………………………… 107

第五节　医护联合门诊创新就医模式…………………………………… 110

第六节　护理专科小组在临床中的应用………………………………… 113

第七节　创新造口护理新模式…………………………………………… 115

第八节　质量改进小组在导管护理管理中的应用……………………… 118

第九节　经外周静脉置入中心静脉导管专科护理发展之路…………… 121

第十节　呼吸慢病护理门诊管理实践…………………………………… 124

第十一节　跌倒专项管理小组共筑安全新防线………………………… 127

第六章　护理工作创新…………………………………………………… 132

第一节　改善老年患者门诊就医体验的策略与实践…………………… 132

第二节　医护患协作健康教育模式的应用……………………………… 134

第三节　"7S"管理在科室二级库房管理中的应用和成效分析 …… 140

第四节　仪器设备精细化管理与实践…………………………………… 143

第五节　ICU仪器设备精细化管理 …………………………………… 146

第六节　抢救车管理与创新……………………………………………… 149

第七节　门诊计时护士实践……………………………………………… 152

第八节　叙事护理在儿科护理管理中的应用…………………………… 155

第九节　营造温馨住院环境　提升儿科服务品质……………………… 158

第十节　精益管理助力智慧门诊服务体系构建………………………… 160

第十一节　多功能病员服的临床应用…………………………………… 164

第七章　延续护理………………………………………………………… 168

第一节　"互联网+护理服务"将专科护理延伸到家………………… 168

第二节　移动护理车助力提升工作效率………………………………… 171

第三节　多模式延续护理在骨科术后康复中的应用·······················173

第四节　糖尿病患者管理新模式·····························176

第五节　全周期守护　从孕育到产后的无缝关怀·······················179

第六节　外来器械标签创新管理·····························183

缩略词···186

第一章　概　述

第一节　护理学简介

自 19 世纪中叶佛罗伦斯·南丁格尔（Florence Nightingale）创立现代护理学以来，护理学迄今已有百余年发展史，护理学的核心概念、知识体系、专业技术、服务范畴不断拓展，在维护人类健康方面发挥了重要作用。它不仅是医学科学中的重要组成部分，也是一门技能性极强的学科，要求从业者具备扎实的理论基础和出色的实践能力。护理学的发展历程源远流长，从古代的医护实践到现代的专业化护理，护理学在不断地发展、完善，为人类健康事业做出巨大贡献。

一、现代护理学的起源与发展

现代护理学起源于 19 世纪中叶。1853—1856 年，南丁格尔通过改善战地医院环境卫生与组织管理、清洁伤口、消毒物品、改善伤员营养、维持伤员心理健康等系列措施，使伤员的死亡率下降，凸显了护理对维护人类生命健康的重要性。1860 年，南丁格尔创建了世界上第一所护士学校。从此，护理学开始迈入科学的发展轨道。

我国早在殷商时期的甲骨文中就记载了十几种疾病和处理方法。随着历史的演进，古代的医者在实践中不断探索和总结，形成了丰富的医护经验和理论。这些宝贵的经验和理论为后世护理学的发展奠定了坚实的基础。

进入近现代，随着医学科学的飞速发展，护理学也迎来了前所未有的发展机遇。19 世纪中叶，随着西方医学的传入，我国的护理事业开始逐渐走向专业化、规范化。1835 年，美国传教士在广州开设了我国第一所西医医院，两年后开办了护士短训班，为我国培养了一批最早的护理人才。1920 年，北京协和医学院建立了协和高等护士专科学校，在我国首次开设了护理本科教育。1946 年，华西协和大学医学院护理系正式开设五年制护理本科教育。1992 年，北京医科大学首次招收护理学硕士研究生。2004 年，北京协和医学院等院校启动护理学博士研究生教育，至此我国已建立了完整的本、硕、博高等护理教育体系。四川大学华西临床医学院等于 2012 年起陆续成立了护理学博士后科研流动站，有力地推动了护理学的高水平人才培养[①][②]。

2011 年，国务院学位办颁布《学位授予和人才培养学科目录（2011 年）》，将护理学从临床医学下的二级学科修订为一级学科，这是对护理学科在理论内涵、知识创新、知识传播、人才培养和社会需求等多个维度的充分肯定。如今我国护理学科组织建制已基本完善，学科理论日渐丰富，人才队伍逐步强大，科研创新能力不断增强。

2015 年，国家提出建设"世界一流大学和一流学科"的发展战略，旨在推动一批高水平大学和学科进入世界一流行列或前列，提升高等教育整体实力。在一流学科建设背景下，护理学亟待立足新发展阶段，努力构筑更大的战略优势和核心能力，从而更好地实现维护和促进人类健康的重要使命。

二、护理学的特点与价值

护理学作为一门独立的学科，具有独特的特点和价值。首先，护理学强调以人为本，关注人的生理、心理和社会需求。在护理实践中，护士的职责不仅仅局限于对疾病症状的监测与管理，还需深入关注患者的心理动态以及所处的社会环境，从而确保为患者提供全面细致的护理服务。护理学作为一门应用科学，其实践性和技能性尤为突出。这就要求护士不仅要有坚实的专业理论基础，还需要通过大量的实践积累丰富的护理经验，以便在应对复杂多变的护理情境时能够游刃有余。此外，护理学亦高度重视团队协作与沟通技巧的培养，因为这直接关系到护理工作的整体效率和质量。在医疗团队中，护士需要与医生、患者及家属等进行有效沟通和协作，以确保医疗工作的顺利进行。

在现代医学体系中，护理学扮演着重要角色。首先，护士是医疗团队中的重要成员，在临床实践中发挥着不可替代的作用。护士负责采集患者的个人信息、病史、症状等，并进行身体检查和心理评估，以全面了解患者的状况。根据评估结果，护士会制订个性化的护理计划，包括制定目标、确定护理措施、规划护理时间和评估指标等。此外，护士还负责病情监测与护理干预，定期测

① 北大医学部，https://www. bjmu. edu. cn/xbgk/lsyg/index. htm。北京协和院史馆，https://www. pumch. cn/Uploads/quanjing/。协和官网，https://ims. pumch. cn/detail/21991. html。协和护理学院，https://www. pumc. edu. cn/jyjx/hlx/index. htm。华西院史馆，http://www. wchscu. cn/ysg/damuchuqi. html。

② 温贤秀. 四川省护理文书书写规范［M］. 成都：电子科技大学出版社，2023.

量患者的生命体征,如体温、脉搏、呼吸和血压等,以及监测患者的症状和疼痛程度。在紧急情况下,护士需要迅速做出判断并采取有效的急救措施,以挽救患者的生命。

在预防保健方面,护士通过实施一系列的健康促进策略,如健康教育及疫苗接种等,提升公众的健康认知及自我保健技能,进而有效降低疾病的患病率。在护理管理方面,护士制定护理政策,规范护理流程,并持续提升护理质量,以确保医疗服务的安全性和有效性。在护理教育方面,护士不仅需要具备丰富的临床经验,还需要掌握教育学、心理学等知识,以培养学生的护理技能和职业素养。

三、护理学科建设瓶颈与未来发展

护理学作为一级学科建设起步相对较晚,当前发展还存在理论体系单薄、学科分类体系尚待丰满、科技创新人才短缺、科研平台支撑条件匮乏、原始创新能力薄弱等不足。近年来,全球生命健康领域科技发展迅猛,精准医学、人工智能(AI)、生物材料等前沿科技正在开启新一轮人类健康革命。护理学将拥抱新科技革命并迎接产业变革所带来的机遇与挑战。

人工智能在护理领域的发展势不可挡,人工智能正尝试参与到智能病房建设、护理决策、康复管理等各项工作中,在护理行业引发了深刻的变革。这种变革不仅体现在生产力的提升,而且是一次护理领域的技术革新。它重塑了护理行业的供给端,这种重塑具有颠覆性的特质。人工智能的运用对现有的护理服务内容、服务模式等产生了显著影响,为行业带来了前所未有的发展机遇。与此同时,它也向护理领域提出了严峻挑战,其既是护理行业发展的动力,也是其面临的新课题。在国家"双一流"学科建设规划引导下,护理学科发展正面临着一系列新机遇、新挑战,需要以更宽的视野和更大的力度,打造世界一流的护理学科建设新格局。

随着医学模式的转变和人口老龄化的加剧,护理学面临着新的挑战和机遇。随着生物-心理-社会医学模式的广泛应用,护理工作的重心正逐渐转移至更为注重患者的心理及社会需求,致力于为患者提供更为人性化的护理服务。同时,慢性病与老年病等健康问题的发生率日益攀升,对护理服务的需求呈现出显著的增长态势。因此,为了紧跟时代的步伐并满足不断变化的护理需求,护理学必须持续创新与发展,以提供更加高效、精准的护理服务。

展望未来,护理学的发展将聚焦于以下几个关键领域:

首先,护理教育将迎来改革与创新,培育出更多具备创新思维和实践能力的高素质护理人才，以满足不断变化的医疗需求。其次，护理服务将朝着更加专业化和精细化的方向发展，通过优化护理流程和提高护理技能，以实现护理质量的持续提升和护理效率的显著提高。再次，护理学将强化科研与学术交流，通过深入研究和广泛交流，推动护理学科的建设与创新，为护理学的发展注入新的活力。最后，护理服务将不断拓展其领域和范围，致力于覆盖更广泛的人群，以满足社会日益增长的健康需求。

总之，护理学是一门充满挑战和机遇的学科，它的发展历程源远流长，未来也将继续发扬光大。作为护理工作者，我们需要不断学习和进步，以更好地服务于人类健康事业。同时，我们也期待更多的人加入这个伟大的事业，共同为人类健康事业贡献力量。

主要参考文献

[1] 李小妹，冯先琼. 护理学导论 [M]. 4 版. 北京：人民卫生出版社，2017.

[2] 应巧燕，刘蕾，李莺，等. 新形势下中国护理教育发展现状及趋势分析 [J]. 中华现代护理杂志，2018，24（1）：12－16.

[3] 刘素芳，王丽娟. 浅谈我国护理事业发展趋势 [J]. 中国实用护理杂志，2005，21（9）：69－71.

[4] 沈秀敏，韩冬梅. 我国护理学科的发展历程研究 [J]. 继续医学教育，2019，33（7）：28－29.

[5] 刘雨薇，田亚丽，崔金波，等. 我国护理学科建设与发展的现况分析与思考 [J]. 华西医学，2024，39（2）：325－329.

[6] 李静，姜安丽，宫建美，等. 护理学二级学科构建问题分析及对策 [J]. 护理学杂志，2019，34（4）：65－67.

[7] 胡艳杰，李玲利，田亚丽，等. 护理学一流学科建设引领一流人才培养 [J]. 四川大学学报（医学版），2023，54（1）：102－107.

[8] 周瑶群，方荣华. 人工智能在护理领域的应用现状及发展前景 [J]. 护理研究，2022，36（6）：1053－1057.

[9] 李玲利，王晶，赵莹莹，等. "双一流"背景下护理学科建设的探究 [J]. 中华护理教育，2021，18（5）：412－415.

（罗　予）

第二节　县级医院护理工作现况

县级医院主要承担县域内居民常见病、多发病诊疗和急危重症患者抢救与疑难病患者转诊任务。《中华人民共和国国民经济和社会发展第十四个五年规划和 2035 年远景目标纲要》提出，"加强基层医疗卫生队伍建设，以城市社区和农村基层、边境口岸城市、县级医院为重点，完善城乡医疗服务网络"。2021 年的《政府工作报告》明确要求提升县级医疗服务能力，通过推动县级医院综合能力提升，推进分级诊疗制度建设，落实县级医院功能定位，使其有效承担县域居民常见病、多发病诊疗，急危重症患者抢救任务，促进县域医疗资源整合共享，实现高质量发展。2021 年，国家卫生健康委员会印发《"千县工程"县医院综合能力提升工作方案（2021—2025 年）》，明确了"千县工程"县级医院综合能力提升工作的总体要求、重点任务、工作安排，要求进一步提升县级医院包括护理服务能力在内的综合能力。护理工作作为医疗工作的重要组成部分，直接影响医院的临床医疗质量、社会形象和经济效益。县级医院的护理工作应被重点关注。

一、县级医院护理队伍建设的现状

近年来，医疗改革的持续推进和护理专业的蓬勃发展，为县级医院护理队伍建设带来了前所未有的机遇和挑战。在这一背景下，县级医院护理队伍的建设取得了长足的进步，不仅护士数量稳步增长，而且整体专业素质显著提升。

第一，医院管理层对护理队伍建设的重视程度不断提高，通过加大投入，积极引进和培养优秀的护理人才。许多县级医院不断完善护理人才发展计划，为护士提供丰富的培训资源和进修机会。这些培训内容包括专业技能提升、护理理念更新以及团队协作能力培养等，使护士的综合素质全面提升。

第二，护理服务质量显著提升。为强化护理质量管理，医院构建了一套完备的护理质量管理体系，并定期开展护理工作的质量评估与优化工作。此外，为确保护理服务的标准化与专业化，制定了统一的护理流程和操作规范，从而保障每位患者均能享受到合乎标准、专业的护理服务。这些举措不仅有效提升了护理的效率与品质，更进一步增强了患者对医院的信赖，提高了他们的满意度。

第三，护理服务范围拓展。随着医疗技术的不断进步和患者需求的多样化，护理服务已经不仅仅是简单地配合医生治疗疾病，而是涵盖了从基础护理到专科护理、康复护理等多个领域。县级医院积极适应这一变化，不断拓展护理服务范围，为患者提供全方位、个性化的护理服务。

第四，专科护理领域不断拓展。随着护理学科向纵深、精尖方向发展，护理学科的知识体系、技术向更高级、更复杂的方向迈进，与此同时，人民群众对护理服务有更高、更专业化的需求，促进了高级护士优秀群体的形成，这一群体便是专科护士。我国多个省市已经逐步开展专科护士培训和认证，县级医院专科护士数量逐步攀升，专科护理领域也由最初的重症监护、急诊急救、器官移植护理、手术室护理、肿瘤护理等延伸到新生儿、妇幼保健、助产、血液净化、造口、心肺疾病等专科护理，为患者提供更专业的护理服务，也为护士的职业生涯提供更多的发展路径。

第五，信息技术的快速发展为县级医院护理队伍的建设带来了新的机遇。医院通过构建电子病历系统、护理管理系统等一系列信息化平台，实现了护理工作的数字化与网络化管理，此举显著提升了护理工作效率和质量，使得医护人员能够迅速、便捷地获取患者的详尽信息，为患者提供更为迅速、精确的护理服务。同时，这些信息化平台还极大地促进了医护人员之间的交流与协作，从而显著增强了整个护理团队的综合效能。

总之，近年来县级医院护理队伍的建设取得了显著的进步，这不仅体现在护士数量和素质的提升上，而且体现在护理服务质量、服务范围以及信息化建设等多个方面。

二、县级医院护理工作发展瓶颈

（一）护士配备不足

《全国护理事业发展规划（2021—2025年）》指出，三级综合医院，部分三级专科医院到2020年全院护士与实际开放床位比达0.8：1，到2025年达0.85：1；二级综合医院、部分二级专科医院到2020年全院护士与实际开放床位比达0.7：1，到2025年达0.75：1。近年来，县级医院在加强护理队伍建设方面付出了不少努力，然而，护士短缺的困境依然存在，我国大部分县级医院的护士与床位的比例明显低于规定要求，护士不足导致护理团队承受了巨大的工作压力，服务质量不可避免地受到影响，从而难以满足患者的医疗护理需求。尤其在高峰时段和紧急情况下，护士的短缺问题更为突出，影响了医疗服务的质量和效率。比如，在输液治疗高峰期，由于护士配备不足，无法为患者提供周到、及时、满意的服务，同时由于护士的工作强度较大，其疲于应对患者的护理需求，从而出现冷落患者、服务态度差的现象，这为医疗事故、纠纷埋下了隐患。

（二）护理技能水平有待提升

当前，部分县级医院的护士专业技能相对落后，难以跟上医疗服务行业快速发展的步伐。这主要源于护士的教育背景参差不齐，以及在职培训机会缺乏。缺乏系统化和专业化的培训，使得一些护士在面对复杂疑难病例和新技术时显得力不从心，难以提供高质量的护理服务。

（三）护理技术创新人才队伍亟待壮大

近 20 年来，我国护士的数量和素质不断提升。梳理我国护理科研人才现状可见，2019 年年底，我国研究生学历注册护士数达 8890 人，但与护士队伍总体相比，研究生学历护士在注册护士中占比仅 0.2％，而其中绝大部分就职于省级三甲医院，基层医院护理科研人才队伍仍存在较大缺口。因此，基层医院迫切需要加大护理技术创新人才的引进和培养力度，培养一支以解决护理学问题为目标的高水平护理技术创新人才队伍，这是支撑基层医院护理快速发展的关键任务。

三、县级医院护理工作建设的思考

（一）建立健全相关规章制度，加强科学化管理

1. 县级医院应该建立健全护理质量管理规章制度，并且将制度的内容严格予以落实，还要严格实施岗位责任制，明确每位护士的工作职责，确保人人有责、人人尽责。

2. 县级医院应持续加大在人力资源方面的投入，根据实际需求合理提升护士的薪酬待遇，并将他们的个人利益与医院的整体发展紧密绑定，以充分激发护士的工作热情和积极性。同时，医院还需对护士的工作和生活环境进行适时的优化与改善，确保他们能够心无旁骛地专注于本职工作，为患者提供高质量的护理服务。

3. 要对护士的各项临床护理工作严格规范，特别是对护理文件的书写要做到客观、真实、完整、及时。

4. 随着社会科学的进步，患者对医疗服务有了更多的需求，特别是在心理护理和健康宣教等方面。因此，在招聘护士时，医院应优先选拔那些心思细腻、耐心周到且具备强烈服务意识的人。此外，为了加强护士与患者之间的沟通，医院应将这一环节纳入日常管理的核心内容，并设立患者对护士的评价系统，以此激励护士不断提升自身的沟通与协调能力，确保患者得到更加贴心、专业的护理服务。

（二）注重职业素质培养

1. 要加强护士的专业教育。通过开设专业的礼仪培训、护理服务教育，依据护士自身的特性设立工作形象，并开展专业教学，引导护士掌握医患交流技巧，培训护士的沟通表达能力。要定期组织对护士的专业素质培训，使其掌握新的专业知识与业务技能，不断提升自身专业技术能力。

2. 为了提升县级医院护士的专业素养，应倡导持续学习并深化专业知识。护士应充分利用身边的网络资源，通过在线教学、实时问答等多样化的教育形式，参与继续教育活动。

3. 要加强对县级医院护士的现代护理理论教育，帮助护士树立现代护理观念，提升其履行护理职责的能力与护理效率。

（三）确保充足的人力资源

为了提升县级医院的护理服务效率，政府部门和医院人事部门需联合对护士编制进行合理调整。在考量患者数量与实际护理需求的基础上，需对各科室护士数量实施动态的科学调配，以确保护士与床位配置达到既定标准。同时，护理管理部门需根据护士的工作表现、经验、职称等指标，进行人员配置的合理优化，确保每位护士的工作任务与其能力相匹配，从而全面提升医院的整体护理服务质量。

（四）加强基础设施建设

高质量的护理服务必然建立在坚实的基础之上。随着医疗改革的不断深化，完善县级医院的财政来源，包括政府财政支出与补贴在内的制度体系显得尤为重要。要加强新设备的引进、增加床位等医疗资源投入，从而为护理工作的高质量开展提供有力保障。

（五）加强科技创新体系建设

基层医院要加强科技创新体系建设，引领护理工作快速发展。

1. 基层医院要加强人才队伍建设：通过招聘、培训等方式引进和培养护理技术创新人才，引进和培养具有创新精神和实践能力的护理人才，为科技创新平台提供人才支持。

2. 要建立多学科协作团队：鼓励护士与医学、信息学、统计学等学科的相关人员建立多学科协作团队，共同开展护理技术创新项目。

3. 要加大资金投入：设立护理技术创新专项资金，用于支持护理技术创新项目、人才培养、设备购置等方面的需求。

4. 完善设备设施：更新和完善护理相关的仪器设备，提高护理工作的科技含量和效率。

5. 鼓励护士积极申报科研项目：围绕临床护理工作中的热点和难点问题，设立科研项目，鼓励护士积极申报和参与。同时完善科研项目管理制度，确保项目按计划进行，并及时跟进项目进展。

6. 促进科研成果转化：加强与高校、科研院所的合作，推动护理科研成果的转化和应用，提高护理服务的水平和质量。

7. 建立激励机制：设立护理技术创新奖励制度，对在护理技术创新平台建设中做出突出贡献的人员给予表彰和奖励。

（六）推动护理信息化建设

随着信息技术的不断发展，县级医院将进一步推动护理信息化建设。通过建设更加完善的信息化平台，实现护理工作的数字化、网络化、智能化，提高护理工作的效率和质量。同时，加强与其他医疗信息系统的互联互通，实现信息共享和协同工作，提升整体医疗服务水平。

（七）探索护理服务模式创新

通过开展家庭护理、社区护理等多元化服务，将护理服务延伸到患者家庭和社区，为患者提供更加全面、连续的护理服务。同时，加强与其他医疗卫生机构的合作与交流，学习和借鉴先进的护理理念和技术手段，不断提升县级医院护理服务的水平。

随着科学技术的迅猛发展和医疗模式的不断革新，护理事业迎来了蓬勃的发展期。临床护理的实践、护理管理的科学化、护理教育的专业化以及护理科研的深入探索均取得了显著成果。在这一背景下，护士处方权作为护理领域的一项重要变革，逐渐得到认可和实施。截至2021年，全球已有44个国家和地区制定了正式的法律法规授予护士处方权。在近50年的实践中，护士处方权的必要性与重要性也得到充分证实。我国护士处方权尚处于探索阶段，理论研究仍占极大比重，缺乏高质量的处方实践研究作为支撑证据。县级医院可在护理专科门诊的基础上，逐步探索护理处方权相关领域的研究。

综上所述，县级医院护理工作呈现出一定的进步和发展趋势，但仍存在护士短缺、技能水平不高、服务质量参差不齐等问题。未来，随着医疗改革的深入推进和护理专业的不断发展，县级医院将面临更多的机遇和挑战。通过加强护理队伍建设、提升护理服务质量、推动护理信息化建设等措施，县级医院将努力为患者提供更加优质、高效的护理服务，为基层医疗事业的发展做出更大贡献。同时，政府和社会各界也应给予县级医院更多关注和支持，共同推动县级医院护理工作的健康发展。

主要参考文献

[1] 刘雨薇，田亚丽，崔金波，等. 我国护理建设与发展的现况分析与思考 [J]. 华西医学，2024，39（2）：325−329.

[2] 成守珍，陈玉英，王路英，等. 专科护士在我国的发展及展望 [J]. 中国护理管理，2021，21（5）：649−652.

[3] 张赛兰. 浅析县级医院护理近况与对策 [J]. 吉林医学，2013，34（32）：6847−6848.

[4] 高琳琳. 基层医院护理管理中存在的问题及其对策分析 [J]. 健康之友，2021（8）：172.

[5] 史媛，栾颖颖. 我国县级医院的护理现状分析及相应对策探究 [J]. 科技展望，2017，27（4）：301.

[6] 国家卫生健康委员会. 2022 中国卫生健康统计年鉴 [M]. 北京：中国协和医科大学出版社，2022.

[7] International Council of Nurses. Guidelines on prescriptive authority for nurses 2021 [EB/OL]. https://www. icn. ch/sites/default/files/2023−04/ICN _ Nurse _ prescribing _ guidelines _ EN. pdf.

[8] 谭薇，龚仁蓉，刘雨薇，等. 护士处方权实施形式的研究进展 [J]. 中华护理杂志，2023，58（19）：2427−2433.

（罗　予）

第二章　护理学科建设

第一节　多部门联动优质护理查房

　　优质护理服务的目标是要让患者满意、社会满意、政府满意。患者满意除了对护理服务满意之外，还包括对医院的相关配套设施和后勤服务满意，这就需要全院各部门联动，共同参与。金堂县第一人民医院提出了多部门联动优质护理查房的新模式。这种模式指由业务院长带领医务部、护理部、医院感染管理部、后勤保障部等职能部门，直接参与各护理单元的查房，监督并参与临床护理管理，同时转变以往以检查为主的管理方法，在查房过程中充分发挥行政部门的服务职能，服务临床，深入临床科室，建立院科两级有效沟通机制，动态了解各科室医疗、护理、科研、教学、管理、后勤保障等工作的完成情况，听取科室的意见和建议。这对于加强科室规范化管理、提升医院医疗水平具有重要意义。

一、多部门联动优质护理查房的实施目的

1. 有助于加强对临床科室工作的沟通与了解。
2. 发现并解决科室管理、学科发展等方面存在的问题。
3. 有助于对科室的指导与决策，提高院科两级管理效能。
4. 提高临床医护人员的满意度、患者满意度等。

二、多部门联动优质护理查房的具体实施方案

（一）问题收集与整理

　　护理部拟订优质护理查房计划，计划可根据实际情况调整。查房前，提前和科室护士长沟通查房时间和地点，确保查房有效进行。科室收集需要职能部门解决的问题，医疗、设备、后勤、人事、教学等职能部门涉及的问题都可进行梳理并反馈到护理部，参与职能部门梳理科室在医疗、护理、院感、药事、

医保等方面需要现场反馈的问题。

（二）问题上报与处置

将收集到的需要各职能部门协助解决的问题及时上报，并由护理部根据问题的主体部门，对其进行分类后传达到相应职能部门。各职能部门提供反馈意见，初步制定解决问题的策略和方法。

（三）跟踪落实情况

根据科室提出的问题和需求，由分管院长带队，医务部、护理部、医院感染管理部、后勤部等职能部门负责人到科室进行现场查房。职能部门针对科室提出的问题给予解决方案并对科室存在的问题进行反馈、指导。护理部做好查房全程记录，内容包括查房科室、地点、时间、人员、科室汇报主要内容、需要医院协调的主要问题、问题处理结果等。对于现场不能立即解决、情况复杂的问题，明确工作职责和范围，逐条分解并跟踪落实办理进度、人员和时间，督促问题的落实和解决。协调临床科室和医技科室、医疗科室和职能科室，以及同一系统科室间的工作，加强部门之间的协调合作，共同解决问题，提高工作效率。

三、多部门联动优质护理查房取得的显著成效

（一）临床护理工作难题得到高效解决

多部门联动优质护理查房工作有效整合了各方资源，实现了问题的精准定位和高效解决。各类临床护理工作难题得到了快速有效的解决，避免了问题的积压和拖延，提高了医院临床护理工作质量。

（二）有效提升病区医疗护理质量管理

查房过程中职能部门负责人深入细致检查，及时发现病区管理中存在的问题，有效地提升病区医疗护理质量管理。

（三）搭建多维度沟通桥梁

1. 强化了职能部门与临床科室之间的沟通协作，形成了快速响应、有效解决问题的机制，确保了临床工作的顺畅进行。

2. 深化了护理部与临床科室之间的合作，建立了定期沟通、信息共享的渠道，提升了护理工作的协同性和连贯性。

3. 促进了临床科室内部成员之间的交流与互动，形成了良好的团队合作氛围，提高了工作效率和质量。

4. 有效加强科室间督查与信息沟通。在查房中职能部门将需协调的工作

做详细说明，临床科室在交流会上提出对职能部门工作的疑问及需求，直面沟通式督查减少了中间环节，解决了理解不到位、通知不执行、信息不畅通的问题。

（四）显著提升了医护人员满意度

业务院长下病区查房，有助于了解一线临床科室的真实情况，开通医护人员反馈工作需求和建议的新渠道，更紧密联系业务院长与病区医护人员，使其可以深入了解病区医护人员的需求和对医院发展的建议，有助于提高医护人员的归属感与满足感，激发工作积极性与创造性，提升医护人员满意度。

自开展多部门联动优质护理查房以来，临床护理工作问题得到实际快速的解决，不仅服务质量提升，临床医护人员、患者及家属、职能部门及医院整体满意度均显著提升，而且提升了临床医护人员与职能部门的协作效率，达到医患双赢的目的。

展望未来，医院应继续深化多部门联动优质护理查房机制，不断推动护理工作的持续创新与发展，为广大患者提供更加专业、高效、优质的医疗护理服务。

主要参考文献

[1] 张小波，钟玉群，姜丽娜，等. 多学科三级护理查房模式在临床护理质量管理中的应用观察 [J]. 医学理论与实践，2024，37（8）：1434－1436.

[2] 黄茂，王晓俊，陈英，等. 多学科联合查房在手术室规培护士护理教学查房中的应用 [J]. 现代医药卫生，2023，39（18）：3220－3222.

[3] 廖碧春，刘永侠，徐哲. 评价式护理查房在优质护理中的应用 [J]. 当代护士（中旬刊），2015（9）：179－180.

[4] 关风光，王涛，黄丽钗. 多科室联合护理查房的临床实践 [J]. 中西医结合护理（中英文），2017，3（8）：7－9.

[5] 刘惠玲，王咏华. 二级医院多样化护理查房在推进优质护理服务中的作用 [J]. 实用临床护理学电子杂志，2018，3（27）：169，172.

（王　军）

第二节 "全院一张床"护理管理模式的构建与应用

　　"全院一张床"护理管理模式作为医院管理创新的前沿,彻底颠覆了传统的床位管理框架。在此模式下,科室间的床位界限被打破,床位资源不再局限于特定科室,而是作为全院各科室可灵活调配的共用资产。"全院一张床"主要解决医院在特定季节床位资源紧张、使用效率不高的问题。在人口老龄化趋势加剧和医疗需求不断增长的背景下,这种管理模式的现实意义更加凸显。其旨在最大化满足患者的住院需求,确保每位患者都能得到及时有效的医疗救治。患者的住院科室不再受限,哪里有床位就在哪里接受治疗。医生则根据患者的位置提供及时的服务,真正实现"医生跟着患者走"的管理目标。

　　"全院一张床"护理管理模式使全院的床位实现资源共享,进行动态化管理,可从根本上解决住院床位不均衡的问题。但同时跨科室收治患者对护士的基础知识、护理业务技术、独立解决问题的能力等提出了更高的要求。为适应这一变革,保障患者安全,金堂县第一人民医院护理管理团队在"全院一张床"护理管理模式中主要采取了以下措施。

一、护理垂直管理体系

　　护理管理采取分管院长—护理部主任—科护士长—护士长的垂直管理体系。护理资源构成以全科护士为主,这也是"全院一张床"护理管理模式的基础条件,护士能够快速适应各临床科室的岗位要求,方便进行护理资源调配。在"全院一张床"护理管理模式下,医院构建了全科、专科护士共享机制,充分发挥护理部的统筹调度作用,实现了护理资源和床位资源的一体化管理。在垂直管理体系下,护理部还能根据全院的护理调度情况安排护理培训,充分体现护理学科的价值。

二、护士全科培训

　　1. 积分制培训方法:护理部年初制订培训计划,拟定培训课程,培训内容包括专科知识、急危重症患者的急救理论与技能、护理操作、并发症预防及处理。护士根据时间和需求参与培训,参与培训可获得相应积分,不同层级护士每年必须获得护理部要求的积分。

2. 新入职护士规范化培训：医院对新入职护士进行 2 年的规范化培训，每 3~6 个月轮转一次，科室涵盖内科、外科、重症监护室（Intensive Care Unit，ICU）等。每名护士必须轮转重症监护室，以提高专科知识水平及急危重症患者救治能力。

3. 机动护士培训：护理部建立机动护士库，由各临床科室抽调 1~2 名护理骨干组成。针对机动护士的培训，内容包括急诊急救知识、专科知识等。培训方式包含到重症监护室学习，重症监护室安排专职带教老师带教，不断提高机动护士的急危重症患者救治能力，保证护理质量。

4. 科室与科室之间相互学习："全院一张床"护理管理模式要求收治他科病种，护士要到对应科室去学习，学习专科疾病的观察要点、护理要点及特殊仪器设备的使用，以提高护士病情观察能力、独立解决问题能力，保证无论患者在哪个病区都能享受到专业、优质、安全、同质化的护理服务。

三、患者安置原则

1. 重症留本区，轻症转他科：急症、重症患者必须留在本病区治疗，症状较轻患者安置到他科治疗，这是保障护理安全的基础。

2. 空间就近：在床位调配上遵照专业相近、区域相邻的原则。相邻病区优先分配，就近安排床位，以免距离拉得太长，医护人员来回走动，护理安全没保障。

3. 病种相近原则：专业相近，内科疾病患者优先在内科科室调配，外科疾病患者优先在外科科室调配。鼓励学科相近、位置相邻的科室之间建立共享病区，以最大限度地保障患者救治安全。

4. 以专科护士为主导，辅以其他专业人员：对于儿科这样的特殊科室，尽量避免将患儿安置在其他科室，如需安置，则将病情较轻及年龄较大的患儿安置到其他科室，以减少抽血穿刺失败等问题，确保在使患儿得到专业护理的同时，也能有效利用全院的床位资源。

四、多部门统筹协调

"全院一张床"护理管理模式得到院领导的支持，科主任积极参与，多部门协作。护理部全面统筹管理，构建管理体系，进行人力资源调配、仪器设备协调等工作。各科室建立相应机制，确保工作方向一致，有效处理科室的特殊

15

情况。信息部门进行系统改造，统筹全院床位，实施动态抓取床位资源，开发空床列表、候床列表、预出院列表、院前医嘱开具及查询功能等，便于入院中心及各科室及时进行病床管理和调配。后勤设备部门对"全院一张床"护理管理模式下物资、耗材申领给予支持。运营管理部、财务部对绩效进行改革，考核客观、量化，政策向工作量繁重、技术难度高的临床护理岗位倾斜，体现医生、护士的工作价值，激发医护人员的积极性。

"全院一张床"护理管理模式有效地利用医院现有的资源，提高床位运行效率，提升床位利用空间，将"以患者为中心"作为出发点和落脚点，既解决了患者"住院难"的问题，改善了患者就医体验，增强了医疗服务能力，也提高了医院的社会效益，符合国家医疗改革的要求。

主要参考文献

[1] 汪文，夏晶."全院一张床"创新管理模式在护士全科培训中的效果 [J]. 中医药管理杂志，2021，29（19）：136−137.

[2] 狄晓芸，林栋. 全院一张床创新管理模式的构建与成效 [J]. 中医药管理杂志，2021，29（5）：62−63.

[3] 弓玉红，袁丽荣，孟效红，等. 基于风险管理的全院"一张床"管理模式的构建与应用 [J]. 护理研究，2024，38（12）：2230−2232.

[4] 莫义玲，洪艳芳，莫景仙，等. 全院"一张床"创新管理模式对患者床位等候时间的影响 [J]. 中西医结合护理（中英文），2022，8（8）：157−159.

[5] 孙克娟，平雅，程雨，等. 基于全院"一张床"管理模式下护理多学科诊疗模式的构建及实施 [J]. 承德医学院学报，2022，39（4）：316−319.

（张　容）

第三节　优化胸痛救治　创新护理模式

胸痛中心（Chest Pain Center，CPC）通过多学科合作，构建院前、院中、院后一体化的医疗服务体系，为胸痛患者提供快速而准确的诊断、危险评估和恰当的治疗手段，从而提高胸痛的早期诊断和治疗能力，减少误诊和漏诊，避免治疗不足或过度治疗，以降低胸痛患者的死亡率、改善临床预后。

自 2018 年金堂县第一人民医院胸痛中心成立以来，大部分胸痛患者的治疗经历了从必须转院到如今能够行 24 小时急诊冠状动脉支架植入术的显著转变，这一进程无疑标志着医疗服务的巨大进步。作为胸痛中心的中坚力量，护士不仅负责患者胸痛症状的初步评估和紧急处理，还在患者心理安抚与健康教育中发挥着不可或缺的作用。为了更加精准地满足胸痛患者的护理需求，医院持续不断地进行探索和创新，力求在胸痛中心的建设工作中取得更大的突破。

一、加强专科培训，提升专科技能

医院高度重视护士的专业技能提升，要求胸痛中心护理团队每位成员精通心电图检查，能快速识别异常心电图，掌握心肺复苏、电除颤以及肌钙蛋白快速检测技术。为了使护士掌握胸痛前沿知识，医院每周进行理论知识培训，还开设了操作技能提升工作坊，通过模拟实战演练、专家现场指导等形式，确保每位护士都能精准掌握胸痛疾病的诊疗流程和护理技巧，从而提升整个护理团队的服务质量和效率。

二、创新健康教育方式，提升公众急救意识

组织医护人员走基层、进社区、深入企事业单位及学校，通过举办健康讲座、开展义诊活动、分发宣传资料进行宣教，深化群众对胸痛疾病的认知，增强群众对胸痛症状的警觉性和应急处理能力。此外，为了宣传胸痛相关知识，护士借用歌曲《明天会更好》的旋律，创作出名为《心的奇迹》的公益歌曲及音乐视频。

这首《心的奇迹》保留了原曲优美的旋律，融入了关于胸痛的症状和防治方法。歌词简洁明了，便于记忆，富有深意，群众可在欣赏音乐的同时，轻松掌握知识。为确保更多的群众受益，医院采取了多元化的推广策略，不但在医院官方网站和微信公众号上发布，还与地方电视台、广播电台等媒体合作，实现了多平台、多角度的传播。通过多渠道的播放和推广，这首歌曲的知名度显著提升，群众的参与度随之增加，越来越多的人开始关注胸痛问题并采取积极的预防和治疗措施。这不仅提升了公众健康意识，也为医院赢得了积极的社会反响，为医院树立了良好的形象。

三、提供个性化的康复指导，促进胸痛患者早日康复

在患者康复阶段，护士通过多种形式为患者提供全面、细致的康复指导和健康宣教。比如，为心血管疾病患者录制了一套《心脏康复操》，主要是通过适当的运动，帮助患者改善心肺功能，促进血液循环，加速康复进程。护士每

天组织病区内的患者集体进行练习，并在练习过程中对患者的每个动作进行指导，讲解注意事项。

此外，护士根据患者的具体状况，制订个性化的康复计划，这些计划综合考虑患者的饮食、运动、心理疏导等多个方面。在制订计划的过程中，护士向患者传授正确的康复方法和注意事项，详细解释康复的重要性与必要性，帮助患者建立科学的康复理念。同时，护士会指导患者进行呼吸练习和肌肉训练，有助于患者更好地恢复健康。

四、专人负责胸痛中心数据收集与报告

胸痛中心数据的及时性和准确性直接关系到患者生命安全和医疗效果。护士作为胸痛中心的数据专管员，负责全面查看、收集、整理胸痛中心数据，包括每日的患者接诊量、救治成功率、救治时间节点以及患者随访情况等，对数据进行剖析和发掘，以发现潜在问题，寻求改进空间。定期汇总胸痛中心数据，全面分析胸痛中心的运行状况及存在的问题，为胸痛中心的发展提供数据支撑，为医疗团队提供运营参考信息。

五、协调胸痛救治单元工作，构建区域协同救治体系

金堂县第一人民医院致力于持续提升胸痛救治能力，并积极引领基层医疗卫生机构胸痛救治单元的建设。为此，医院特设专人负责，与基层医疗卫生机构紧密合作，共谋胸痛中心的建设与发展。定期邀请胸痛中心领域的专家赴基层医院，进行胸痛知识培训以及救治单元创建的实操指导。经过专家的精心指导和培训，基层医院的医护人员得以全面系统地掌握胸痛相关知识，并熟练掌握各项救治技能，为县域内胸痛患者的救治工作提供了更为坚实的技术保障。医院经过努力，成功助力医共体单位建立胸痛救治单元，从而在县域内构建了一个对胸痛患者而言既及时又高效的救治服务网络。这不仅极大地提升了患者生命安全的保障力度，更推动了县域医疗卫生事业向更高质量、更深层次发展，为县域内的每一位患者带来了更加坚实可靠的健康保障。

综上所述，金堂县第一人民医院在胸痛中心的建设中不断探索和创新，力求取得显著进展，为患者提供更专业、更高效的护理服务，同时也为医疗团队和整个医疗体系的发展做出积极贡献。

主要参考文献

[1] 陈玉国，张敏，王文君，等. 护士在胸痛中心建设与发展中的作用［J］. 中华急危重症护理杂志，2020，1（1）：7-10.

[2] 王健，杨雨旺，郭环宇，等. 县级医院建设标准版胸痛中心的探索与启示［J］. 中国医疗管理科学，2024，14（3）：82-87.

[3] 张沈英婕，王刚，黄文韬，等. 基于城市医联体、县域医共体背景下三级胸痛中心建设实践与体会［J］. 中国医院，2024，28（4）：96-98.

[4] 袁杰林，梁艺，张景昌，等. 医联体模式下胸痛中心区域协同救治体系建设对急性 ST 段抬高型心肌梗死患者的疗效和预后的影响［J］. 内科，2023，18（6）：513-517.

[5] 刘鸿飞，王芳，李晖凤，等. 胸痛中心护理单元建设与管理标准的构建［J］. 护理学报，2023，30（23）：23-28.

（罗红华）

第四节　卒中救治护理管理策略

卒中中心以疾病分类为导向，通过多学科协作，实现对卒中尤其是急性期卒中患者进行高质量、全流程、标准化的卒中诊疗与管理。卒中中心集合了神经内科、神经外科、急诊科、检验科、影像科等多学科团队，为患者提供全方位的医疗服务。护士在卒中救治和康复过程中扮演着重要角色，在协调卒中院内救治、提供卒中急性期和康复期的直接护理、改善患者预后等方面发挥极为重要的作用。

一、组建卒中护理管理小组

金堂县第一人民医院于 2018 年成立卒中护理管理小组，由科护士长任组长，专科护士任副组长，主管护师及以上职称、5 年以上工作经验、本科学历及较强组织协调能力的护士作为组员。

卒中护理管理小组成员需要具备扎实的专业知识和丰富的临床经验，还需具备良好的沟通能力和团队协作精神。其在日常工作中，不仅扮演着协调者、质量管理者、教育者、咨询者、健康教育者和随访管理者等多重角色，还需要负责协调急诊救治、管理数据、培训患者和家属、指导健康生活方式、进行随访管理等工作。

二、实践策略

（一）卒中专科知识培训

1. 采用多元化的培训方法，借助线上或线下的途径，深入开展卒中专科知识的系统培训。培训内容包括卒中基本概念、急救规范与流程、病情评估与观察、专科护理常规、并发症预防以及早期康复等多方面。培训结束后，组织严格的考核，以便动态掌握护士对专科知识的掌握程度，确保护士具备专业的卒中护理能力，提高护理效率和质量。

2. 邀请上级护理专家来院开展实地培训与指导工作，提高护士在卒中护理领域的专业素养和技能水平，确保患者能够得到更为优质、专业的护理服务。

3. 每年选派护士到上级医院进修学习，学习和借鉴同行的先进经验和做法，拓宽视野，提高护士卒中护理方面的专业能力。同时，选派具有丰富经验的专项小组成员，前往基层医院开展卒中护理方面的专业培训与指导。通过这种方式，能够有效提升基层医院在卒中护理领域的专业能力和服务质量，为患者提供更加优质、专业的护理服务。

（二）卒中病房设置

1. 卒中病房设置于护士站附近，以便医护人员快速响应。病房内配备抢救车、多功能监护仪、微量泵等设备。

2. 规范标识标牌。设计卒中患者专用的胸牌、手环及检验标识，这些标识采用鲜明醒目的颜色，确保医护人员在繁忙的医疗环境中快速准确地识别出卒中患者，从而优先为他们提供诊疗服务。卒中病房的门牌特别选择了红色，红色象征着紧急与警觉，能够立刻引起人们的注意。同时，在病区地面上粘贴了卒中病房的指引标识，方便患者和家属快速找到病房。病房内部设置了清晰醒目的提示语，如"卒中病房，请保持安静"。这些温馨的提示体现了对患者的关怀。

3. 设立溶栓专用箱，确保卒中患者溶栓治疗的及时性与安全性。溶栓专用箱内部配备了整套溶栓所需的物品和药物，旨在确保在紧急情况下能够迅速、准确地完成溶栓治疗。

（三）优化排班

为了确保卒中患者能够迅速获得高效的医疗救治与专业护理，医院建立24小时卒中救治班次。由卒中护理管理小组成员轮流值班，确保每个班次都能有专业、经验丰富的医护人员待命，随时为卒中患者提供及时、精准的医疗援助和护理支持。

（四）优化静脉溶栓流程

建立标准化静脉溶栓流程。当接收来自急诊科的卒中患者时，立即启动紧急绿色救治通道，护士携带溶栓专用箱与会诊医生同步抵达急诊科，立即进行初步评估，并护送患者行 CT 检查，一旦确诊为急性缺血性脑卒中，且排除溶栓禁忌证后，配合医生在 CT 室内实施静脉溶栓治疗，溶栓完成后，护送患者安全返回卒中病房，并继续监测其病情。若患者出现大血管堵塞的情况，迅速安排介入治疗，并护送患者至介入室，与介入室护士进行详细的交接工作后详细记录患者的护理过程。

（五）康复指导

在推进卒中患者的护理工作中要高度重视早期康复。自患者入院之日起，护士正确摆放患者体位，待患者病情稳定后，在康复治疗师的指导下，让患者有序开展肢体主动/被动运动训练。护士积极配合康复治疗师，确保康复计划顺利实施，进而显著提升患者的生活质量。

（六）开展多元化健康教育

1. 面对面教育：通过护士、医生、康复治疗师等专业人员与患者开展一对一的深入交流和精准指导，确保患者能够获得全面而个性化的医疗与康复建议。

2. 书面材料：精心编制卒中手册等一系列书面材料，以供患者及家属查阅，帮助他们深入了解卒中相关知识。

3. 视频教育：录制系列卒中科普视频，涵盖卒中的发病机制、典型症状、治疗原则以及康复训练等多方面内容，提升患者及家属对卒中的全面认知与应对能力。

4. 同伴教育：定期举办患教活动，邀请已成功康复的卒中患者分享他们的康复经验，以此激励其他卒中患者树立战胜疾病的信心，共同迎接健康生活的到来。

（七）卒中患者出院后管理

1. 为了进一步提升卒中患者的康复效果与生活质量，积极推行延续护理服务。针对卒中患者开展定期的电话回访以及上门服务，及时了解患者的康复进展，解答患者在用药及日常护理方面的疑问，并提醒患者按时复诊，确保治疗过程的连续性与有效性。

2. 指导卒中患者利用互联网医院诊疗平台，以线上咨询的方式，进行健康问题咨询。借助这一便捷的线上渠道，患者能够实时反馈个人的身体状况以及康复进展中的实际需求，医院可以为其提供更为精准、有效的健康指导与服务。

（八）深入基层，提升基层卒中救治能力

卒中护理管理小组成员深入乡镇卫生院、社区卫生服务中心等基层医疗卫生机构进行卒中知识培训。通过培训，基层医护人员能够熟练掌握卒中疾病相关知识，提高对卒中患者的快速识别与处理能力。同时，建立健全卒中早期预警和快速转诊机制，确保卒中患者能够在最短的时间内得到专业的救治。

三、实践成效

1. 卒中救治流程优化与患者满意度提升：通过实施静脉溶栓标准化流程，实现了从患者入院到出院的全程连续护理，为患者提供全面、专业和个体化的护理，促进卒中患者功能恢复，减少致残率，降低死亡率，提高患者满意度和信任度，建立和谐医患关系。

2. 护士专业技能提升：护士在卒中患者的诊疗过程中，尤其在症状识别、全面评估、治疗应用及护理等多个关键环节，得到显著的专业成长，不仅体现在临床决策能力的提升，更体现在沟通协作能力的增强，以及观察力与应变能力的显著提高。这些进步共同提升了卒中患者诊疗工作的质量与效率，为患者的康复与健康贡献了重要力量。

金堂县第一人民医院不断加强卒中中心建设，已成功创建国家级综合防治卒中中心，能够开展多项先进的卒中救治项目，为广大患者提供了更加及时、高效的救治服务，显著降低了卒中患者的致残率、致死率，提高了患者的生活质量。

主要参考文献

[1] 王燕，王娴. 脑卒中高级实践护士角色职能的相关研究及启示 [J]. 护理研究，2019，33 (6)：979−984.

[2] 宋南南. 急诊护理快速通道对急性脑卒中救治效率的作用研究 [J]. 中外女性健康研究，2022 (22)：129−130.

[3] 渠丽，苏丹. 预警系统联合集束化护理在急性脑卒中救治中的应用效果 [J]. 中国社区医师，2023，39 (35)：107−109.

[4] 哈茜，石奎，马汉春. 基于三维护理管理模式的院前急救在急性脑卒中患者中的应用效果 [J]. 海南医学，2023，34 (8)：1179−1182.

[5] 黄欣欣，周正，郝江杰，等. 9 种护理模式在脑卒中吞咽障碍患者中应用效果的网状 meta 分析 [J]. 牡丹江医学院学报，2023，44 (1)：84−89.

（宋芳芳）

第五节 骨科 LEER 模式在加速康复外科中的应用

加速康复外科（Enhanced Recovery After Surgery，ERAS）是一种基于循证医学证据采取的围手术期管理策略，通过减轻手术应激反应和并发症，提升手术安全性和患者满意度，加速患者恢复进程，使其更快地回归正常生活和社会活动。ERAS 模式的核心在于减少患者在围手术期所受的创伤和应激，减少术中术后并发症，缩短住院时间，改善预后。

骨科采用 LEER 模式开展加速康复外科。LEER 模式即"少痛（Less Pain）、早动（Early Move）、早食（Early Eat）、安心（Reassuring）"，是一种以目标为导向，将加速康复外科的相关要素、措施、方法依托信息化系统集成为系统、规范、统一的工作思维、工作方法和工作流程的集成方法学。

一、LEER 模式下加速康复外科的方法

（一）组建多学科综合诊疗（MDT）团队，强化保障

1. 骨科组建 LEER 模式下 MDT 团队，团队由骨科、手术麻醉科、康复医学科、营养科、心理咨询的医护人员组成。

2. 建立 LEER－ERAS 模式工作质量质控方案、质控体系，按照过程跟踪、结果收集、效果评价、分析整改的流程进行系统化、规范化、标准化评价。

3. 根据《国家卫生健康委办公厅关于进一步推进加速康复外科有关工作的通知》制定相关标准，包括质量效果指标、效率指标、质量安全指标等。

（二）使用 SWOT 管理工具

分析医院骨科采取 LEER－ERAS 模式的优势和劣势，了解存在的风险和机遇，制定有效策略。

（三）医院骨科结合 LEER 模式，促使加速康复外科理念落地

1. 少痛：

1）为了进一步提升患者疼痛管理的效果，科室特设疼痛管理小组，该小组致力于对患者疼痛状况进行全程、全面且细致的评估。基于评估结果，采取超前、定时、联合的多模式镇痛策略，确保每位患者都能得到最适合自己的疼痛缓解方案。同时，科室重视健康宣教工作，通过有效的沟通和教育，让患者更深入地理解疼痛管理的重要性，掌握缓解疼痛的方法，实现更

好的疼痛管理效果。

2）患者术后 24 小时内采用冷疗技术，通过低温环境达到止血或减慢出血速度的目的，缓解痉挛，减轻疼痛。

3）24 小时后对患者采用热疗，通过热疗提高患者痛阈，降低肌张力，减轻肌肉痉挛，促进血管扩张，改善血液循环，促进炎症吸收，达到减轻疼痛的目的。

2. 早动：组建运动管理小组，实施目标导向性的早期运动计划，鼓励患者在术后尽早下床活动，如膝关节置换术后，若无其他并发症，患者第二天便可下床行走。对于客观原因导致无法下床的患者，麻醉清醒后指导其床上功能锻炼，如呼吸功能训练、踝泵训练、仰卧位直腿抬高运动及下肢屈伸训练等。患者首次下床活动时，责任护士需指导和监督，确保患者安全。

3. 早食：成立营养管理小组，评估患者的营养状况，制订个体化营养方案，指导患者在围手术期补充高能量、高蛋白、高维生素食物，控制脂肪和糖分摄入。缩短患者术前禁食时间和术后进食时间，患者在术前 6 小时禁食，2 小时口服葡萄糖溶液。麻醉苏醒后即可开始饮水，确认无呛咳风险后逐步过渡到流食。

4. 安心：强化心理管理和心理疏导，关注患者心理状态和睡眠状况，提供心理支持，包括心理咨询、放松训练、情绪管理等，帮助患者更好地应对手术带来的压力，并对家属进行健康教育，使患者获得家属的全面支持。

二、LEER 模式下加速康复外科的成效

将 LEER 模式应用于医院骨科围手术期患者，极大地减轻了患者术后疼痛、应激反应及心理负担，减少手术后并发症的发生，加快患者康复进程，缩短住院时间，增加了患者满意度；同时，提高了科室床位周转率，降低了住院费用，减少了患者的医保费用支出，节约了社会资源。

主要参考文献

[1] 杨梅，黄强，裴福兴. 骨科加速康复围手术期康复治疗的认识与探讨 [J]. 中华骨与关节外科杂志，2023，16（4）：289-295.

[2] 蒋康怡，廖明华，杨洁，等. 在彝族地区基层医院以 LEER 模式推行加速康复外科理念的常见问题及对策 [J]. 加速康复外科杂志，2022，5（4）：169-172.

[3] 周凌阳，陈伦宽，厉志海，等. 加速康复外科理念在基层医院 LIHR 患者中的应用研究 [J]. 中国现代医生，2019，57（26）：88-91.

［4］王欢，杨新明，张瑛. 加速康复外科理念在骨科患者围手术期护理中的应用分析［J］. 临床误诊误治，2023（2）：10005.

［5］雷泽华，曾国军，赵欣，等. LEER 模式加速康复外科理念临床拓展新路径——加速康复医学临床应用体系构建之探索［J］. 加速康复外科杂志，2023，6（4）：145－153.

［6］杨洁，谢青云，赵欣，等. 多目标管理护理工作小组对提高 LEER 模式下的加速康复外科护理工作质量作用分析［J］. 加速康复外科杂志，2023，6（3）：110－115.

（周会荣）

第六节　手术患者全程多元化健康指导实践

《"健康中国 2030"规划纲要》提出全民健康指导的目标，强调健康指导在疾病预防、健康促进等方面的重要性。健康指导是实施健康中国战略、提高人民健康素养的重要途径与手段。

在现代医疗领域，对于手术患者的护理不局限于手术台上的操作，而是涵盖了全面、全程的健康指导。手术患者的健康指导在围手术期起着至关重要的作用，是提升患者满意度、促进术后恢复、降低并发症风险的重要环节。针对手术患者，构建全程多元化健康指导模式，不仅可以提高手术患者的依从性、促进康复，而且能提高护士的业务水平。

一、全程健康指导

手术患者的全程健康指导需贯穿整个围手术期，即术前、术中和术后三个阶段。通过系统化的健康指导，可以更好地帮助患者度过围手术期，促进术后康复，提升患者满意度。

（一）术前指导

1. 心理指导：运用通俗易懂的语言让患者了解麻醉方法和手术过程，减轻患者不良情绪，增强患者对手术的信心。

2. 饮食指导：根据患者的术式，个性化地指导术前饮食，如禁食的时间和方法等，确保患者的手术能顺利、安全地进行。

3. 术前准备：指导患者术前保持良好的生活习惯，告知各类检查注意事项，指导进行呼吸功能训练、床上排便训练，完成术前备皮、安置管道等。

（二）术中指导

1. 环境介绍：向患者介绍手术室的环境、设施和仪器，以减轻其陌生感。

2. 麻醉配合指导：向患者讲解如何与麻醉师配合，确保手术顺利进行。

（三）术后指导

1. 合理膳食：根据医嘱指导患者术后的饮食，保证营养均衡且摄入适当的热量。告知患者饮食要求时应具体到食物种类，如应适当补充优质蛋白质，具体而言，可食用鸡蛋、牛奶、虾等。同时，指导患者避免过度饮食，进食清淡食物，以免引起胃肠道不适。

2. 伤口护理：指导患者术后保持伤口部位清洁干燥，防止感染，保持管道通畅等。

3. 运动与功能恢复：在病情允许的情况下，指导患者尽早进行适当的运动，预防下肢血栓的形成，促进身体康复。运动指导应包括运动的时间、强度和方式等。

4. 预防并发症：根据患者的具体情况，应告知患者如何预防术后并发症，如深呼吸、有效咳嗽可以预防肺部感染等。

5. 随访：患者术后随访包括复查时间、注意事项等。重视并收集患者对手术护理过程的意见和建议，确保患者的术后恢复得到持续关注，并不断改进护理方法。

二、多元化健康指导

多元化健康指导是一种全面、个性化的健康指导方式，形式多种多样，可以根据不同的患者进行选择和组合。将不同的健康指导模式进行优化整合，细分健康指导需求，满足患者的个性化教育需求，从而提高患者的学习兴趣，让患者完成健康实践。

（一）口头宣教

由责任护士、主管医生进行一对一、面对面的口头宣教，包括术前准备、术后注意事项等重点内容，对于理解能力较差的患者，进行反复、多次宣教，确保其理解并掌握相关知识。

（二）书面宣教

以图文并茂的形式制作宣传手册及健康树二维码，每种疾病制作一个二维码，包括术前术后饮食宣教、康复指导、心理护理、注意事项等内容，供患者及家属阅读。

（三）健康教育路径清单

以循证医学为指导，将临床指南与实践应用相结合，针对科室常见的疾病制定特异化的健康教育路径清单，贯穿患者从入院到出院的全过程，内容规范化、同质化，为患者提供全面、个性化、连续性、系统性、针对性的健康教育指导。

（四）视频宣教

制作内容生动、简洁明了的健康科普小视频，语言规范、内容全面、直观性强。视听兼备的新颖宣教可以提高健康指导的有效性，从而提高患者的依从性和体验感。

（五）科普讲座

病区医生、护士开展常见疾病科普讲座，让患者及家属了解相关知识。

（六）医护患沟通会

以中国传统节日如春节、端午节、中秋节等为契机，召开形式多样的医护患沟通会，寓教于乐，将健康指导知识传递给患者及家属。

（七）"互联网＋护理"

开展"互联网＋护理"咨询，消除时间、地点限制，患者可实时、全面获取疾病知识、护理方案指导等健康管理内容。

（八）多学科协作健康指导

对于食管、肺、腹部手术等三四级手术患者，在术前术后邀请康复治疗师进行个性化的肺康复训练，通过整合多个学科的专业知识和经验，为患者提供全面、专业、协同的健康指导。

（九）病友交流会

定期召开科室病友交流会，让同类疾病病友相互沟通交流，以缓解患者紧张、恐惧、焦虑的情绪，同时还可以增加患者战胜疾病的信心。

（十）复盘教学方式

在很多情况下，大家只关注健康指导的实施过程，而忽略了指导的结果。在对患者进行健康指导后，请患者复述指导内容，如有条件，可以使用人工智能仪器记录下来，与原始内容进行对比。通过复盘教学方式进行效果确认，从而有效提高患者对健康指导重点内容的掌握率。

综上所述，通过全程多元化健康指导，不断对患者及家属讲解疾病、手术的相关知识，帮助患者建立战胜疾病的信心，从而进一步拉近护患关系，提升患者自护能力，提高患者护理依从性。同时，也可以帮助患者建立健康的生活方式，提升自我保健能力，促进身心健康及术后康复，减少术后并发症，缩短住院时间，提高生活质量。

主要参考文献

［1］胡敏. 健康中国战略下的媒体行动和传播创新［J］. 传媒，2022（22）：66−68.

［2］徐芳，范瑜来，李毅. 知信行联合多元化健康教育在肺癌围手术期的应用效果［J］. 中国当代医药，2023（30）：188−196.

［3］廖镇宇，范江花，朱晟，等. 复盘教学方式在儿科住培教学中的应用研究［J］. 湘南学院学报（医学版），2023，25（4）：60−63，67.

［4］宫莉莉，侯丹. 行为训练在肺癌患者围手术期快速康复护理模式中的应用效果研究［J］. 中国实用护理杂志，2021，37（21）：1609−1610.

［5］赵晓燕，骆雪，马洪升. 日归手术患者健康教育全程管理模式初探［J］. 华西医学，2024，39（2）：275−278.

（谢春凤）

第七节　基层医院安宁疗护工作实践

随着我国人口老龄化的加速，临终患者的数量不断增加。国家卫生健康委员会连续出台了相关的政策及文件，要求推广安宁疗护工作。基层医院是医疗卫生服务体系的重要组成部分，开展安宁疗护工作能进一步满足基层群众的医疗服务需求，提高基层医疗卫生服务水平。

安宁疗护是指以终末期患者和家属为中心，以多学科协作模式进行实践，为患者提供身体、心理、精神等方面的照料和人文关怀等服务，控制患者的痛苦和不适症状，提高生活质量，帮助患者舒适、安详、有尊严地离世，最终达到逝者安详、生者安宁、观者安顺的目的。安宁疗护服务的对象为疾病终末期、卡氏功能状态评估标准（KPS）评分50分以下、现代医学不能治愈的患者。

一、申报和开展安宁疗护工作

国务院发布《"十四五"国家老龄事业发展和养老服务体系规划》，明确提出发展老年医疗和安宁疗护服务。2019年8月，金堂县第一人民医院成功申报全国第二批安宁疗护试点病房，秉承"生命有限、关怀无限"的理念，积极开展工作。

（一）组建多学科合作的安宁疗护团队

组建多学科合作的安宁疗护团队，包括医疗、护理、药学、心理、社工、中医康复等学科专业人员，成立安宁疗护工作小组，团队成员密切合作，根据患者病情共同制订和实施护理计划，为患者及家属提供全面的照护。

（二）提供专业的照护服务、症状控制，减轻患者痛苦

1. 身体照护：为患者提供一个舒适、安静、温馨的住院环境；同时，全面评估患者的疼痛、呼吸、进食、恶心、呕吐等，通过药物治疗、物理治疗、中医治疗等措施，缓解患者的症状。疼痛评估遵循常规、量化、全面、动态的原则。做好癌痛患者的三阶梯镇痛治疗，减轻患者身体痛苦。

2. 心理支持：终末期患者往往存在孤独、恐惧等不安情绪。责任护士加强对患者的关心关爱，注意倾听患者的内心感受，给予情感上的支持和安慰。对于特殊的患者及家属，邀请心理治疗师到患者床旁或谈心室进行单独的心理疏导，帮助患者及家属应对心理压力和情绪困扰，树立积极的生活态度。

（三）加强对患者及家属的教育与沟通

对于接受安宁疗护的患者，签署安宁疗护知情同意书，主管医生与家属沟通患者的病情和治疗方案，了解家属的需求和顾虑，并取得其理解与配合。责任护士用 KPS、安宁疗护功能评估表（PPS）进行病情评估，对终末期患者及家属进行死亡教育，鼓励患者及家属充分表达意愿，并协助完成患者的最后心愿，如为患者庆祝生日、举办结婚纪念日活动等。在治疗和护理过程中，尊重患者宗教信仰，帮助患者寻求心灵慰藉。

（四）多维度培训，提高专科技能

采取院内培训、外出参加会议及短期培训、参观学习等多维度的人才培训模式，结合科室实际制订可行的方案，让医护人员掌握安宁疗护最新动态，不断更新理念，提高医护人员对安宁疗护的认识和专业技能水平，更好地为终末期患者提供医疗服务。

（五）开展暖心活动，满足情感需求

在重大节日，如纪念日、春节、中秋节、端午节等特殊日子为患者及家属举办慰问、聚会、文娱活动等，让患者感受到亲人、医务人员及社会的温暖，尽力满足患者及家属的情感需求。尊重患者及家属的意愿，在必要时协助他们

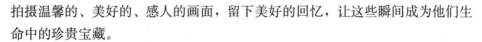

拍摄温馨的、美好的、感人的画面，留下美好的回忆，让这些瞬间成为他们生命中的珍贵宝藏。

（六）推广宣传，深化影响力

利用医院公众平台和社区活动进行线上线下的宣传教育，建立与其他医疗卫生机构的合作与交流，扩大安宁疗护的社会影响力。与社会工作者合作，开展"灯塔"临终关怀计划，通过线上直播等多种形式提升公众对安宁疗护的认知和理解。

二、成果显著，影响深远

2021年，金堂县第一人民医院经过严格评审，被确定为"成都市安宁疗护定点机构"，标志着医院在这一领域取得重要进展。安宁疗护通过多学科团队给患者提供全方位的照护和关怀，关注患者身体、心理、社会和精神层面，有效减轻了患者的痛苦，提高了患者及家属的满意度。

随着社会老龄化程度不断加深，安宁疗护不仅是医疗体系发展的需求，更是对每一个生命的敬畏与尊重。医院开展安宁疗护服务以来，不仅赢得了患者及家属的赞誉，也得到了广大群众的关注和认可。安宁疗护是医院人文服务工作的一大亮点，充满人性化、个性化的服务满足了群众的需求，也进一步完善了综合性医院的多元化服务功能。

主要参考文献

[1] 赵苇苇，郭辰阳，杨俊侠，等．安宁疗护实践研究新进展［J］．医学与哲学，2024，45（5）：32－37．

[2] 潘路晨，颜巧元，琚满娣．癌症患者死亡教育研究进展［J］．护理学杂志，2022，37（1）：103．

[3] 文梅．让每一个生命的谢幕温暖而有尊严［N］．华夏时报，2024－06－24（005）．

[4] 施敏，蔡余琴，徐增进．安宁疗护对癌症生命终末期患者的不适症状及生活质量的影响［J］．实用癌症杂志，2024，39（6）：1042－1044．

[5] 徐雅楠，袁玲，王丹若，等．安宁疗护患者家庭照顾者出院过渡期照护困境的质性研究［J］．护理学杂志，2024，39（10）：16－19．

[6] 诸海燕，黄丽，周淑珍，等．依托三甲医院在基层医疗机构开展安宁疗护的实践及探讨［J］．医院管理论坛，2020，37（11）：32－34，7．

（周秀琼）

第八节　骨科亚专业护理模式的应用

　　随着医学技术的发展和市场需求的变化，医学亚专业分科逐渐细化和专业化。金堂县第一人民医院各科室均划分了亚专业，以骨科为例，骨科进一步细分为脊柱组、关节组、创伤组等亚专业，以提升诊疗的专业性和精确度。骨科亚专业护理模式应运而生，其更好地适应了骨科学科的快速发展，满足日益增长的护理需求。该模式的核心理念是与医疗亚专业划分保持同步，将护理工作细分为亚专业护理组，为患者提供更专业化和个性化的护理服务。亚专业护理组由具备较高专业素质和丰富临床经验的骨科护士组成，是骨科亚专业化护理组织结构的核心力量。

一、骨科亚专业护理组的构建

　　为了提供更专业、更精细化的护理服务，骨科护理组推行亚专科建设，设置脊柱组、关节组和创伤组等亚专业护理组。骨科亚专业分组组织构架见图2-8-1。这一举措旨在进一步实现"做精、做专、做强"，加强学科人才队伍建设，提高专业能力。这种分组方式不仅提高了护理效率，还使患者得到更加全面、专业的护理服务，为形成县域骨科医疗中心夯实基础。

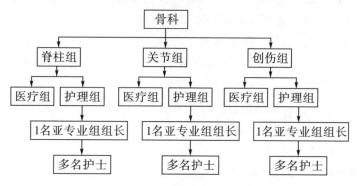

图 2-8-1　骨科亚专业分组组织构架

　　设立骨科亚专业护理组后，科室采取双向选择原则，即本人自愿和科室选拔相结合的方式，选取工作经验10年以上，有高度的责任心、丰富的专科知识、熟练的专业技能、良好的沟通能力的专科护士作为亚专业组组长，统一安排小组工作，主动参与该亚专业组的医生及病房护士的沟通交流，收集信息与意见，及时解决本组成员在工作中存在的问题，杜绝医患矛盾发生。

选取亚专业组组员采用组长选拔和护士自愿的原则。组员服从工作安排，熟练掌握专科常见病的护理技能，制订切实可行的护理计划，对患者进行心理疏导、疾病监测、饮食指导、健康教育等。

二、骨科亚专业护理组的培训

骨科亚专业护理组结合小组现状与组员需求，制定分层级培训大纲，培训内容不仅包括专科理论知识，如骨科基础知识、常见骨科疾病的护理、骨科围手术期的护理、康复护理等，还包括管理知识，如沟通能力、团队合作意识等。

实践技能锻炼以小组为单位进行，培训内容包括基本护理操作、专科护理操作、围手术期加速康复、疼痛管理、血栓管理、营养等专科知识。培训形式多样，包括理论授课、操作或现场演示、晨间提问、个案分析、护理查房、经验交流等，讨论护理工作中存在的问题，制定相应的解决措施。

三、骨科亚专业护理组的工作内容

除了基本治疗及基础护理，骨科亚专业护理组还承担各专业护理组特定的治疗和护理任务。

（一）脊柱组护士着重于脊柱的护理

1. 病情观察：密切关注患者病情，包括肢体活动能力、疼痛程度、肢体远端的神经功能等，及时发现并处理并发症。

2. 康复指导：制订个性化的康复计划。术前指导包括肺功能训练、床上自理能力和腰背肌强化练习，如直腿抬高和股四头肌功能训练，帮助患者缓解疼痛，促进功能恢复。

3. 物理治疗：通过热敷、按摩、牵引等物理治疗方法，提升治疗效果。

4. 手术治疗：护士了解脊柱疾病的手术方案，为患者提供围手术期护理，降低手术风险，助力患者康复。

5. 健康教育：普及脊柱疾病知识，提高患者自我管理能力，指导患者定期体检，若发现脊柱疾病，让患者接受专业治疗，预防疾病复发。

（二）关节组护士致力于关节的护理

1. 综合评估：对患者进行全面评估，包括病史、生活方式和运动习惯等，制订个性化的治疗和康复计划。

2. 物理治疗：指导患者进行功能锻炼，如膝关节屈伸运动、肌肉力量训练等，增强关节稳定性和灵活性，减轻疼痛，提高生活质量。

3. 手术支持：术前提供指导，包括助行器使用、康复锻炼和生活调整。术后监测患者的恢复情况，进行疼痛管理、伤口护理和功能锻炼指导，指导患者正确翻身、上下床，促进患者康复。

4. 健康教育：关注患者的生活习惯和运动方式，通过健康教育帮助患者认识不良的生活习惯和运动方式对关节健康产生的影响。例如，指导膝关节骨关节炎患者避免长时间站立或行走，减少上下楼梯的次数，以及避免高冲击性的运动，如跑步或跳跃，减少对关节的损伤。

（三）创伤组护士致力于创伤的护理

1. 急救处理：迅速评估伤情，包括骨折、软组织损伤等，立即采取有效急救措施，如止血、固定、镇痛和紧急气道管理等，保障患者安全，为治疗创造条件。

2. 心理支持与疏导：创伤往往突然发生，患者可能会感到恐惧、焦虑和绝望。配合心理治疗师为患者提供心理支持和疏导，使患者及时调整心态，增强治疗信心。

3. 康复护理：监测患者康复进展，根据患者恢复情况对康复方案进行调整，提供有针对性的功能指导，减轻疼痛，促进康复。

四、骨科亚专业护理组服务成效分析

在医院骨科亚专业护理组工作模式下，每位成员都能深耕自己的专业领域，从而显著提升护理服务质量。通过精细化的分工合作，骨科亚专业护理组不仅有效地减少了患者术后并发症发生的风险，还显著提升了护士的专业技能水平，患者满意度明显提高。

骨科亚专业护理组的工作模式紧跟医院学科发展，体现了医院护理事业专业化发展。通过为患者提供精准优质的专科护理服务，满足患者就医需求，真正实现了"以患者为中心"的服务理念。

主要参考文献

[1] 赵南南，杨曦. 骨科亚专业化护理模式的构建与实践 [J]. 当代护士（下旬刊），2019，26（3）：174-176.

[2] 洪瑛，黄文霞. 建立手术室骨科系统护理亚专业组的模式探讨 [J]. 护理管理杂志，2010，10（12）：898-899.

[3] 张丽玉，王彩玲，王文艳，等. ICU护理亚专业小组培训模式对护士专业核心能力的影响 [J]. 循证护理，2021，7（13）：1771-1775.

[4] 李宁，田涛，逯燕，等. 组长负责制下亚专业护理模式的构建及应用 [J]. 中国卫生质量管理，2018，25（5）：71-73.

[5] 张颖，肖峰，李琳，等. 骨科亚专业组联合培养规培护士模式探讨 [J]. 现代医药卫生，2018，34（7）：1098-1100.

（易　良）

第九节　健康管理新模式　体检服务再升级

随着健康中国战略的实施及居民健康管理意识的不断加强，健康管理市场规模不断扩大，健康管理业务已成为公立医院的核心业务之一。只有不断探究健康管理中心服务模式，才能进一步引导健康管理中心与医院战略发展同频共振，厚植市场竞争优势。

一、智能化管理

医院致力于将人工智能应用于医疗、体检领域，提高医疗服务的效率和质量。依托"互联网医院"平台，健康管理中心在体检服务方面提供了体检预约以及检前、检中、检后的全流程医疗服务，为客户提供一站式医疗服务解决方案。如体检预约管理服务，客户通过在线平台或移动应用轻松预约体检，团体客户可以使用网站进行批量预约，省去现场排队环节，缩短等待时间。在客户预约时，系统还会附加注意事项，包括穿着建议、慢性病用药事项等。同时，应用大数据分析技术对患者体检结果进行深入分析，提供更准确的健康评估及建议。

二、个性化服务

根据客户家族史、生活习惯、职业、性别、年龄、行业等，有针对性地设计个性化健康体检项目。开设"特需体检"服务，针对个人需求和健康状况定制个性化、高端的体检服务，提供优先、专区、专人陪同体检特需服务，由专职医生、护士完成体检项目，在最短时间内反馈体检结论，提供详细建议与健康指导。针对不同人群、年龄等，制定出青年男性体检套餐、青年女性体检套餐（已婚/未婚）、中老年男性（女性）体检套餐及全面型体检套餐。

三、精准化医疗

成立 MDT 团队，为客户提供更全面、更专业的医疗服务，针对客户的阳性体检结果进行深入的分析和讨论，通过综合各学科的意见，为客户制订出最佳的治疗方案，专人全程跟踪闭环管理，确保客户得到及时、有效的治疗。依托四川大学华西医院领办优势，为需要进一步检查或治疗的客户开通"绿色通道"，提供快速、便捷的医疗服务，如预约华西医院专科门诊、住院协同办理等服务。

四、普惠化宣传

组建由医生、护士、健康教育专家等组成的专业团队，负责宣传内容的准备和现场解答，根据目标受众的需求和特点，制订详细的宣传计划，包括宣传主题、内容、形式、时间、地点等。不定期到学校、企事业单位、村（社区）等开展义诊、健康宣讲、免费健康检查、健康咨询等活动，向群众普及健康体检的重要性，健康生活方式，常见疾病的预防、保健和治疗方法等相关知识，强化全民健康管理意识。同时，通过医院微信公众号、视频号等多媒体，定期推送防治高血压、高血糖、高血脂、肥胖等的健康科普知识，多形式宣讲健康体检相关知识，提高全民健康体检意识。

五、创新化发展

为了丰富健康体检业务功能，健康管理中心亟须注入体检创新思维，不断深化对健康检查及相关疾病筛查项目的优化与升级工作。同时，积极加强与智能穿戴设备、健康信息搜集相关企业之间的合作，共同联合探索并推出全新的体检业务与服务，实现功能衍生与拓展，更好地满足群众日益增长的健康需求，进一步提升健康管理中心的核心竞争力，实现更加长远的发展。

六、专业化能力

健康管理中心始终坚守安全和质量两条主线，以提高管理水平和业务能力为前提，坚持"科内＋院内＋院外，线上＋线下"相结合的培训方式，不断强化科室护士的理论知识和业务技能，不断优化团队结构，提升整体业务能力，为客户提供更优质、更专业的健康管理服务。定期开展科内健康理论知识、礼仪培训等，让护士积极参加院内各级各类学术交流活动、培训和教育，以保持知识和技能的更新，提高团队的专业水平和服务能力。组织科室护士到上级医院参访学习、参加健康管理学术活动，吸取管理经验及运营策略，拓宽视野，寻找差距，改进服务流程，提升服务质量。在选拔和培养护士方面，始终秉持高标准、严要求，确保团队的专业素质和服务水平，通过激励机制，充分挖掘和激发护士的工作积极性和创造力。

主要参考文献

［1］张磊. 全国政协委员张文宏：探索健康管理新模式［N］. 健康报，2024-03-07（004）.

［2］刘蓓蓓，刘文亮. 构建互联网＋教学＋物联网健康管理实践教学新模式［J］. 学周刊，2023（19）：18-20.

［3］唐超. 探索健康管理新模式［J］. 中国医院院长，2020，16（22）：91.

［4］董雷. 统筹推进 分类施策 在先行先试中探索健康管理新模式——湖北省竹山县健康管理工作侧记［J］. 人口与健康，2020（2）：63-65.

［5］刁丽，何克春，杨成良，等. 公立医院健康管理服务新模式［J］. 解放军医院管理杂志，2019，26（2）：155-157.

（蒋小丽）

第十节 以医院文化为依托的门诊部特色护理品牌建设

公立医院作为医疗服务体系的中坚力量，其高质量发展的基石不仅在于精良的医疗设备和高超的医术水平，更在于其深厚的文化内涵与人文关怀。以文化引领医院发展，传承其独特的医疗理念，塑造出卓越的品牌形象，从而为公立医院的高质量发展注入不竭的源动力。在医院的运营管理中，门诊部具有举足轻重的作用。它不仅是患者与医院之间的桥梁，也是医院展示自身服务品质与综合实力的窗口。门诊工作的效率与质量直接映射出医院的整体状况，与医院的声誉及整体效益紧密相连。因此，将门诊文化与医疗服务深度融合，是打造和谐医患关系、提升医院软实力与核心竞争力的关键策略。这种融合不仅有助于提升患者就医体验，更能增强医院的社会影响力与竞争力。

一、明确医院文化，树立护理品牌理念

金堂县第一人民医院以"情重技精、求实创新"为核心价值观，注重患者

需求和服务质量。为了建设特色护理品牌，门诊部首先明确服务理念，即"以人为本、患者至上"，强调在护理服务中关注患者的心理和生理需求。这一理念的确立为后续的护理服务指明了方向。

二、提升门诊护士涵养，树立品牌形象

护理专业的核心在于人性化服务，护士的服务行为对于医院市场的开拓及提升患者满意度具有关键性意义。护士的一言一行，不仅直接映射出医院的形象，更是医院文化的具体体现。因此，护士的"外在形象塑造"与"内在素质培养"皆至关重要。

（一）外在形象

护士应展现出端庄、稳重的专业形象。在仪表妆容上，应以淡妆为主，避免浓妆艳抹；统一穿着医院规定的护士服，规范佩戴胸卡、发网。同时，护士应保持优雅的举止，坐姿端正，行走轻盈，动作流畅。

（二）语言形象

护士应使用规范的语言，注重态度（温柔与严谨）。在服务过程中避免使用生硬的语言。医院应加强对护士的交谈礼节培训，如起身迎接、面带微笑、使用尊称、耐心解释等，以体现对患者的尊重与关怀。

（三）主动服务

护士需树立主动服务的意识，严格落实首问负责制，提升患者的就医体验。医院可通过邀请专家讲座、座谈与指导，深化护士对主动服务重要性的理解。

三、制度文化建设，促使品牌建设规范化

制度文化建设是医院文化建设中不可或缺的基石。缺乏制度文化的有力支撑，医院文化将难以深入，容易陷入形式主义的泥沼。因此，构建门诊制度文化显得尤为重要，其不仅涵盖了门诊规章制度的完善，还涉及门诊运营中各环节间协同机制的建立与优化。

门诊部应积极探索将文化元素融入制度建设之中，致力于将"以人为本"的服务理念融入门诊的日常管理制度，确保门诊文化理念在制度中得到充分体现。制定详尽的岗位说明书和标准化的工作流程，提升护士的操作规范性，要求每位护士必须牢记并严格遵守，确保每一项操作都符合规范，从而提升工作效率，为患者提供更加优质、高效的医疗服务。

四、多元化培训，持续提升品牌内涵

建设门诊部特色护理品牌的关键在于拥有一支高素质的护理服务团队。

（一）选拔优秀人才

在选拔门诊部护士时，注重考察其专业技能、服务意识以及沟通能力，确保团队的整体素质。

（二）专业技能与理念的持续培养

医院定期实施护理技能培训，提升护士的专业技能；同时，加强服务理念与沟通技巧的培训，全方位提升护士的专业素养和服务质量。

（三）职业道德与行为规范的强化

医院加强对护士的职业道德教育和行为指导，进一步强化门诊护士的职业道德和行为规范，坚定护士的职业信念，提升其责任感和使命感，使其为患者提供更优质的服务。

（四）门诊护理实践中的情境教学

为了优化门诊士的沟通技巧，减少护患矛盾，医院每季度开展护患情境护理查房。护士通过扮演不同角色，学习并掌握有效的护患沟通技巧，显著提升沟通能力。

五、营造文化氛围，强化品牌形象

门诊部应致力于建立团结、凝聚、奋进的科室文化，通过开展各项科室活动将这样的科室文化渗入每一位门诊部工作人员的内心。

（一）加强科室精神文明建设

弘扬"以患者为中心"的核心价值观，倡导积极向上的工作态度。

（二）开展丰富多彩的科室文化活动

组织各类团建活动和节日庆典等形式多样的活动，增强员工之间的凝聚力。

（三）建立良好的医患关系

通过疾病日、各类节假日开展义诊、健康科普等活动，加强与患者的沟通与互动，关注患者需求和意见反馈，提高患者满意度和信任度。

六、完善质量监控体系，保障品牌建设成果

为保障门诊部特色护理品牌的建设成果，医院建立门诊服务质量管理常态化机制，出台门诊服务质控标准，成立门诊服务质量质控考核小组，从劳动纪律、仪容仪表、标准用语、服务态度等细节着手，强化门诊窗口服务品质，提升门诊窗口形象。

（一）制定科学的质量标准和管理制度

明确护理服务的质量要求和标准，规范护理服务流程。

（二）加强质量监督检查

每月进行护理质量检查工作，对存在的问题及时整改和反馈。

（三）建立奖惩机制

对表现优秀的护士进行表彰和奖励，对存在问题的护士进行批评和要求整改。定期考核和评价，激励护士不断提升自身的工作表现和服务质量。

（四）持续改进

在质量监控过程中，注重收集患者和医护人员的反馈意见，针对问题进行持续改进，不断完善和提升护理服务质量和品牌形象。与其他医院进行交流和学习，借鉴先进的护理经验和管理模式，不断提升自身的核心竞争力。

综上所述，在实施以上措施的过程中医院应始终坚持"以人为本"的服务理念，注重患者的实际需求和感受。通过优化服务流程、提高服务质量、营造文化氛围和完善质量监控体系等，打造门诊部特色护理品牌，为患者提供优质的护理服务。医院应秉持"情重技精、求实创新"的院训，不断加强医院文化建设和发展特色护理品牌，为更多患者提供优质的医疗服务。

主要参考文献

[1] 和新颖，丁艳霞，韩真，等. 中华礼文化视阈下提升医院窗口服务质量的实践与思考 [J]. 中国卫生质量管理，2020，27（4）：93−95.

[2] 张敬华. 老年友善医院创建对老年医院门诊体系建设的促进 [J]. 中国老年保健医学，2019，17（1）：160−161.

[3] 孙城，吉爱军，孙敏，等. 从医院门诊文化元素探索服务满意度提升 [J]. 中国卫生产业，2020，17（13）：97−100.

[4] 邵艳梅. 沟通文化在特需门诊护理中的效果 [J]. 医学论坛，2023，5（11）：153−155.

［5］王丽，杨惠明. 多元文化培养对门诊护士主动服务意识的影响［J］. 中西医结合心血管病电子杂志，2019，7（12）：192－194.

［6］刘欢欢. 基于 PDCA 循环的护理文化建设在门诊优质护理服务中的成效［J］. 康颐，2021（16）：91.

（罗　予）

第三章　护理工作质量管理与安全控制

第一节　提升质控管理能力　助力护理高质量发展

护理质量的高低是衡量医院医疗服务水平的标志，医疗护理质量关乎患者生命健康及医院社会形象。护理质量管理是护理管理的核心和重点。护理质控是护理管理的中心任务和主要工作目标。护理质量提升不仅依赖于护士的质量意识和质控组织的参与，还取决于护理质量管理方法的有效性和科学性。有效提高护理质量，使之处于持续改进状态是护理管理的目标。

一、追求质量：规范统一标准

每一项工作，无论大小，都要有明确的要求作为指导，这些要求构成了工作的质量标准。护理部参照国家的法律法规、护理指南、中华护理学会团体标准、等级医院评审标准，以及《四川省医院护理质量管理评价标准》等，结合医院的实际情况，制定医院护理质控标准。每年根据新的护理指南、中华护理学会团体标准等及时修订质控标准。为确保每位护士都能深刻理解并熟练掌握质控标准，达到同质化，护理部对每个标准进行全院培训，要求按照标准有效落实。

二、管控质量：着眼于过程管理

质量并非偶然的成就，而是与工作的过程紧密相连的产物。一个卓越的管控过程往往能带来满意的结果。过程管理也称为"同期控制""实时控制""现场控制"，强调在计划执行的过程中进行实时的检查和监督，以便及时发现并纠正偏差。在护理工作中，过程管理尤为重要，要求护士在日常工作中遵循"三现"原则：亲临现场、观察现物、实施现实督察。这种督察不仅涉及责任组长和护士长，还包括护理部的现场监督。责任组长随时督察本组责任护士的工作，护士长每天落实"五巡视"，即晨交班时、早上治疗时、中午下班前、下午上班时、下午下班前，了解本科室护理工作情况。护理部专职人员每周下科督察全院护理工作，督查内容包括患者身份识别与查对制度、安全用药管理、仪器设备管理等，对于发现的问题必须及时指出并纠正，防止护理缺陷的发生，以确保护理工作顺利进行。

三、护理专管员：把控一级质控关

作为护理工作的直接执行者，病区护士在保障护理质量方面起着至关重要的作用。为了充分发挥护士的作用，倡导"护理质量以人为本、全员参与"的理念，营造"质量形成人人自律，质量过程人人监控，质量改进人人参与"的护理质量文化氛围。在各护理单元，设立护理质控专管员（简称护理专管员），根据《四川省医院护理质量管理评价标准》，结合医院实际护理工作开展情况，在每个护理单元设置患者身份识别与安全用药专管员、护理文件书写专管员、仪器设备管理专管员、糖尿病管理专管员等护理专管员。护理部首先对护理专管员进行护理质控目标、护理质量标准、护理质量标准所涉及的相关知识和现场质控等多方面培训和考核。考核合格后参与科室质量检查，每月按照护理专管员的制度和要求完成检查，发现问题现场反馈并指导，同时将问题收集整理并在科室护士会议上反馈，提出改进要求。护士长负责监督护理专管员的工作情况，护理部则定期检查各护理专管员发现问题及整改情况，确保质控管理体系的有效运作。

四、护士长：质控管理的核心力量

作为科室护理工作的管理者，护士长肩负着制定科室质量管理目标的重任，并持续对科室的护理质量进行动态监控。每日巡视病房，洞察患者的需求和护理工作的执行情况；每月召开质控会议，深入分析问题所在，并制定切实可行的整改措施。此外，护士长按照护理部的计划参与医院护理质量的督查工作。这些举措不仅能显著提升科室的护理质量，还能促进各科室之间的相互学习与交流。

五、问题导向：聚焦关键领域

为了精确地提升护理质量，护理部及科室对高风险患者的护理、频发问题、高成本项目、具有问题倾向项目、得分较低的项目以及与目标值或标准值有显著偏差的问题重点监控，列入年度重点改善项目。针对这些问题，护理部制定专项评价标准，每周深入科室进行督导检查，一旦发现问题，立即进行现场反馈和指导。为了确保信息的及时传递和共享，避免信息在传递过程中衰减，护理部通过 OA 系统每月发布两次"护理质播"。"护理质播"指将护理质量检查中发现的问题和整改要求以电子文档形式及时传达到全院护士，其改变了以前护理部利用每月一次的护理质控会议，将检查中存在的问题反馈给护士长，再由护士长反馈给护士的方式。"护理质播"不仅有助于一线护士及时、快速、准确地了解护理部要求，还能使其从发生的问题中汲取经验教训，减少不良事件发生，从而促进护理质量提升。

六、数据驱动：科学决策的依据

在现代护理管理中，数据已经成为决策的关键支撑。护理部每季度收集跌倒发生率、呼吸机相关性肺炎发生率、住院患者 2 期及以上压力性损伤发生率等护理敏感质量指标数据，分析这些数据，上报国家护理质量数据平台和四川省护理质量数据平台，并与全国、全省同级别医院对比，动态地掌握医院护理质量的状况。对同一个科室在一季度内连续发生两例及以上同类事件的，要进行深入的原因分析，护理部与科室共同制定有效的整改措施并督促落实。这些举措旨在防止护理风险发生，为患者提供更加安全、高效的护理服务。

综上所述，护理质控管理是提升护理质量的核心环节。通过制定护理质量评价标准、关注过程管理、聚焦关键问题等加强护理质控，提高护理质量，减少护理差错及缺陷，满足临床护理需求，为广大患者提供更优质、更安全的护理服务。

主要参考文献

[1] 杨艳霞，王辉，张玉莲. 护理质控员准入管理的实践效果 [J]. 临床医学研究与实践，2020，5（33）：164-166.

[2] 张雅静，胡君霞，林桂芳，等. 基于护理信息平台的护理关键质控点干预对护理质量管理的影响 [J]. 现代医院，2024，24（5）：787-789.

[3] 伍苑晨，李金学，李小玉，等. 基于三维质量结构模式的护理信息化管理质控评价指标体系构建 [J]. 中国卫生质量管理，2024，31（3）：40-44.

[4] 郇姗姗，王秀彬，晁浩，等. 病区一级质控护理管理平台的构建与应用 [J]. 中国数字医学，2023，18（10）：59-64.

[5] 万文锦，袁慧，王荣，等. 智能多终端护理质控系统的开发与应用 [J]. 中国护理管理，2021，21（12）：1861-1864.

（汤雪莲）

第二节　责任制整体护理工作实践

责任制整体护理是以患者为中心，运用护理程序的理论和方法，为患者提供全面、全程、连续的护理服务。这种护理模式不仅优化了患者的整体照护体验，增强了患者的满意度，使患者在治疗过程中更为配合，而且确保了护理服务在纵向和横向维度上的连贯性和持续性。《进一步改善护理服务行动计划（2023—2025 年）》要求，到 2025 年全国各级各类医疗卫生机构责任制整体护理实现全病区 100％覆盖。开展责任制整体护理是适应人民群众日益增长的护理服务需求的必然要求，也是提升护理服务质量、提高患者满意度的有效途径。

一、实施责任制整体护理的方法

医院对护士进行随机抽样调查和半结构式深入访谈，探讨临床护士在实施责任制整体护理中存在的困境，为更好地落实责任制整体护理提供参考。访谈具体涵盖以下问题：①在推行责任制整体护理的实践中，您遭遇了哪些阻碍和挑战？②在实施责任制整体护理的过程中，您是否需要帮助？具体是哪些方面的帮助？③对于进一步优化责任制整体护理工作，您有何意见和建议？

经过对访谈资料的详尽分析，总结出实施责任制整体护理所面临的三大困境：首先，固有的思维模式与习惯对责任制整体护理的推进构成了显著阻力。其次，护理人力资源的短缺成为制约其发展的关键因素。最后，护理信息化建设的滞后也极大地影响了责任制整体护理的有效实施。针对困境采取以下解决策略。

（一）充分发挥认知作用，转变传统思维

基于临床实践的具体需求，深化对护士在责任制整体护理领域的培训力度，从而引导其从传统的护理思维模式向更为全面、系统的护理理念转变。在知信行模式的指引下，医院通过定期的培训和教育活动，分享成功案例和经验，强调护理程序在临床实践中的标准化和规范化应用，让护士深入学习责任制整体护理的核心知识和技能，激发护士工作的主动性和积极性，构建一个积极向上地实施责任制整体护理的文化氛围，进而促使护士自发地将责任制整体护理的理念融入日常工作中，确保护理服务的全面性和连续性，实现护理理念的革新。

（二）积极面对现实困境，优化人力资源配置

在护理资源有限的情况下，优化护理人力资源配置显得尤为重要。医院应紧密围绕临床护理的实际需求，加强护士的系统培训，实施分层管理，并为其规划清晰的职业生涯路径，以提升整个护理队伍的专业素养。同时，通过资深护士带领新人的模式，加速低层级护士的专业成长；合理优化护理工作流程，以减轻护士非必要的工作负担；强化部门间的协调管理，优化服务保障措施，从而确保责任制整体护理工作的顺畅进行。科学的人力资源配置策略是责任制整体护理得以深入实施的关键支撑。护理管理者基于护理岗位的胜任力和实际工作量，制订灵活且合理的调配方案，对护理人力资源进行动态调整。此外，建立健全的反馈机制在护士实施责任制整体护理过程中提供坚实的支持和保障。

（三）大力推行智慧护理，满足临床护士需求

《全国护理事业发展规划（2021—2025年）》中提出医院应加强护理信息化建设。为满足护士对信息化建设的需求，通过信息技术优化工作流程，简化工作内容，从而提升工作效率和服务质量。医院应积极引进智能化护理设备，构建全面覆盖的信息化管理系统。在日常护理操作中，如文书记录、质量管理等方面，大力推广智慧护理的应用。同时，规范护理术语的使用，确保护理实践的准确描述，并将护理程序理念与实际操作紧密结合。此外，还可引入结构化评估工具，引导护士运用护理程序的思维方式，对患者进行更为细致和准确的护理。这一举措不仅有助于责任护士更好地观察和评估患者病情，也可为患者提供更加科学、精准的护理服务。不断深化信息技术与护理工作的融合，加快责任制整体护理向"智慧化"的转型进程。这既可提升护理工作的效率和质量，也让护士能够更专注于护理本质，为患者提供更加优质的医疗服务。

二、实施责任制整体护理的成效

（一）护患满意度提高

责任制整体护理的有效落实，使得护士的职责更加明确，每位护士都对自己负责的患者有了更全面的了解和关注。患者得到了全面、全程和个性化的护理，增强了信任感和安全感。同时，促进了护士的个人成长和职业发展，提高了满意度。

（二）护理质量及工作效率提升

责任制整体护理的实施，使得护理工作更加有序和高效，减少了因工作重

叠或遗漏而导致的资源浪费和时间延误。此外,人力资源的优化、智慧护理的推行提高了整个护理工作的质量和效率。

综上所述,随着社会经济的不断发展,人民群众对于护理服务的需求呈现日益增长的趋势,同时对护理服务的质量和标准也提出了更高的要求。护理行业不断追求卓越,以满足人民群众日益增长的健康需求。在责任制整体护理的实践中,面对新的挑战与困境,医院应着力优化护理人力资源配置,加速推动护理信息化建设,不断深化优质护理服务的内涵,进一步做实责任制整体护理,为人民群众提供更加优质高效的护理服务。

主要参考文献

[1] 徐蓉,罗颖,肖琦. 护士实施责任制整体护理的障碍因素的质性研究 [J]. 护理学杂志,2023,38(16):74-76.

[2] 熊彬. MDT护理协作联合责任制整体护理对2型糖尿病伴急性心肌梗死患者PCI术后血糖及并发症的影响研究 [J]. 婚育与健康,2023,29(15):169-171.

[3] 张蕾. 责任制护理应用于冠心病患者护理中积极作用的相关研究 [J]. 中国医药指南,2021,19(23):149-151.

[4] 王萍仙. 结构化责任护士工作质量考核标准在提高责任制整体护理质量中的应用 [J]. 护理实践与研究,2021,18(13):2032-2034.

[5] 丁涛,郑清华. 智慧护理应用现状及发展 [J]. 循证护理,2020,6(11):1179-1183.

[6] 刘慧. 分层级责任制整体护理模式联合中医护理在心内科的应用效果 [J]. 中医药管理杂志,2022,30(22):126-128.

（蒋梦莲）

第三节　护理文件书写质量管理精细化提升策略

护理文书是病历资料的重要组成部分,是护士在护理活动中对获得的客观资料进行归纳、分析、整理形成的文字记录,包括体温单、医嘱单、护理记录单、手术护理记录单等。为了真实记录患者病情及治疗护理过程,避免因护理记录引起的法律纠纷,提高护理文件书写质量显得尤为重要。金堂县第一人民医院本着"把最好的服务留给患者,把最完整的记录留给自己"的工作理念,把护理文件书写质量当作护理质量管理的重中之重来抓,取得了良好的效果。

一、实施方法

（一）三级管理：实行护理部—科护士长—护士长三级管理

护理部对全院护理文件的书写质量进行全方位、系统性的监控，致力于提升书写标准的统一性和规范性。护理部定期为全院护士提供护理文件书写要求的深入培训，确保每位护士都明确并掌握最新的书写标准。

为了确保护理文件的高质量，护理部每月都会对运行中的护理文件进行抽查，特别是针对危重病例、输血病例和死亡病例，实施重点质控。对于发现的问题，即时进行现场指导，确保问题得到及时解决。对于全院普遍存在的问题，在护理质控会议上进行集中反馈，以引起全体护士的重视。

科护士长每月对科室护理文件书写进行指导，重点是对护理文件书写内涵进行专业指导，促进护理内涵的提升。

护士长为科室管理者、护理文件书写的把关者。为了确保每份护理记录规范、专业、完整，护士长对每份护理文件均要进行质控。

每个科室设立一名护理文件书写专管员进行护理文件质控管理。每月按照《四川省护理文书书写规范》查看护理文件书写情况，要求对存在的问题进行整改，回顾上个月存在问题的整改落实情况，并在科室护士会议上进行汇报及反馈。

（二）层级化质控机制

为提升护理文件书写的质量，科室采取了由护士长把关、质控组长监督、责任护士执行的层级化质控机制。在这一机制中，责任护士每日负责完善各自负责患者的护理文件，确保书写内容详尽且贴合实际情况。质控组长则对责任护士的护理文件进行定期的质量检查，以确保其达到既定的标准。最后，护士长会对运行中的护理文件进行抽查，对每份终末病历进行细致的审核并签字，从而确保护理文件的完整性、时效性和准确性。

（三）沟通管理

为了保障护理文件书写的质量，需要建立有效的督察机制。下一班的护士应对上一班的护理文件进行仔细检查，确保文件内容的准确性和完整性。在检查过程中，如发现问题或疑虑，应及时反馈给当事人，以便及时纠正和补充。督察过程中发现的问题不仅需要反馈，更需要及时指导和解决。这也是护士之间的互助学习，通过分享经验和交流技巧，不断提高护理文件书写的水平。对于常见的错误和疏漏，在全科进行强调和点评，制定相应的改进措施，以避免类似问题再次发生。

（四）培训管理

为了提高护士对护理文件书写重要性的认识，应定期进行培训和考核。通过培训，护士可以了解最新的书写规范和技巧，提高书写能力。

（五）加强护理文件终末质控

由病案室的护理专家对归档后的护理文件进行严格质控，把好归档护理文件的终末质控关，并将质控结果汇总分析上报护理部，反馈至各科室，以进一步优化护理文件的书写质量，提高整个护理工作的效率和质量。

（六）建立反馈机制

护理部通过定期发布"护理质播"和召开每月的质量与安全管理会议，将关键信息及时传达给各科室护士长。护士长则在每周一的晨会上系统地通报本周的护理质控情况，确保信息畅通和及时发现问题。在每月的护士会上，护士长会针对本月质控过程中存在的问题进行反馈，分析原因，提出切实有效的整改要求及措施。对重点问题，护理部将制订下个月的跟进计划，确保整改措施得到有力执行并持续监控。这一流程不仅有助于提升护理文件书写的规范性和质量，还有助于提高整个护理团队的专业素养和工作效率。

（七）同质化和标准化

科室根据不同疾病建立护理文件书写模板，使护理文件书写能够更加规范、清晰，减少护士书写护理文件的时间和精力，使他们能够更专注于患者的诊断和治疗。标准化模板能够确保护理文件书写的重要信息得到完整、准确的记录，降低遗漏或误解导致的医疗风险，保障医疗安全。

二、实施成效

通过细化护理文件书写要求，护士能够更准确地把握各类疾病的观察记录要点，深入学习专科疾病护理知识，形成严谨的工作作风和态度。建立层层参与管理、人人参与质控的护理文件书写监控体系，确保各个环节受控，全面提升护理文件书写质量，提升护士的批判性思维能力和实际解决问题的能力。

通过层级化质控机制，提升护士护理文件书写的能力和专科技能，确保护理文件书写客观、真实、及时、完整，使其成为保障患者安全和护士自我保护的有效凭证。

综上所述，护理文件的书写质量直接关系到患者的安全和医护的权益。通过多角度的改进，弥补护理文件书写中的不足，不仅可提升护士的质控意识，而且可促进个人工作能力的增强。加强护理文件书写质控，能够有效减少书写不当引发的护患纠纷，显著提高医院护理文件书写质量，从而保护医患双方的利益。医院应持续努力，不断优化这一体系，为患者提供更加安全、高效的护理服务。

主要参考文献

[1] 章邦莲. 全员参与质控在护理文件质量管理中的影响 [J]. 临床医药文献电子杂志，2019，6（82）：114－115.

[2] 栾贝贝，汤玉霞，俞士卉，等. DMAIC 模式在提升新护士护理文书质量和核心能力中的应用 [J]. 护理实践与研究，2021，18（11）：1698－1701.

[3] 马金容，陈凤翔. 护理文件书写质量的控制与成效 [J]. 国外医学·护理学分册，2005（9）：535－538.

[4] 谭学增，王芹，谢丹婷，等. 全员参与护理文书管理在重症监护室低年资护士中的应用 [J]. 中国病案，2023，24（9）：27－29.

[5] 王艺. 600 份护理文件书写质量分析及干预对策 [J]. 中国校医，2021，35（1）：60－62.

（张　利）

第四节　优化交接班流程　守护患者安全

护理交接班是临床护理工作中非常重要的一部分，是将患者的详细信息从一位护士转交给另一位护士，以确保患者护理工作的连续性、安全性，对患者情况进行充分了解的重要过程。规范交接班，增强护士自我保护意识，使其自觉深入病房发现问题，了解患者的病情，掌握护理重点，可使中间环节护理质量得到有效的控制，保证患者的医疗安全。金堂县第一人民医院通过优化护理交接班流程，使交接班更规范、详尽，缩短了交接班时间，保障了患者安全。

一、实施方法

（一）优化交接班流程

通过对传统交接班模式进行分析，医院发现存在交接班重点不突出、交接时间长、交接不完整等问题。科室以问题为导向，以患者安全为目标，根据患者疾病特点优化交接班流程。

1. 由责任护士、责任组长、护士长和交班人员组成交接班小组。交班护士向责任护士和责任组长传递分管患者的情况，责任护士和责任组长能够在交接班时获得准确、全面的患者信息，同时在面对突发情况或紧急事件时，交接班小组成员能够迅速做出反应，由护士长协调资源，确保患者的安全和稳定。

2. 每班责任护士需要明确交接班的目标和职责。这包括明确每个班次的工作内容、责任范围以及交接班的重点。通过明确目标和职责，可以使交接双方对工作内容有清晰的认识，避免信息遗漏和误解。

3. 护士长定期收集医护人员的意见和建议，针对问题进行改进。通过持续改进，不断提高交接班工作效率。

4. 对于涉及他科或需与医技科室进行交接工作的患者，首先，科室护士应与他科或医技科室人员保持良好的沟通，双方应建立互信关系，及时了解患者的病情和治疗情况；其次，完善交接记录，确保交接工作的顺利进行，共同为患者的安全和舒适负责。

（二）建立统一的信息记录和传递标准

采用结构化交班清单，涵盖患者资料、护理评估、专科护理等，确保交接班内容的准确性和完整性（表3-4-1）。

表3-4-1　××科晨交班清单

一级信息	二级信息	三级信息
患者资料	基本信息	床号
		姓名
		住院号
		睡眠
		饮食
		诊断
		病重/病危

一级信息	二级信息	三级信息
患者资料	生命体征	意识
		体温
		脉搏
		呼吸
		血压
		大便
		小便
		血氧饱和度
		瞳孔
		血糖值
护理评估	护理风险评估	住院患者压力性损伤危险因素评分（Braden 评分）
		静脉血栓栓塞症风险因素评分（Caprini 评分）
		跌倒评分
	皮肤评估	皮肤状态
专科护理	护理要点	专科属性
		阳性体征
		泵入药物
		患者需求

1. 制作病区患者要点内容交接本：每班责任护士将本班工作中需要重点交接的内容，如患者的护理需求、特殊情况等进行交接，确保患者在住院期间得到连续、安全的照护。

2. 结构化交班清单的使用：交班清单使交接班过程更加规范化和标准化，使交接班内容更加全面和详细，可以减少信息不一致或遗漏导致的医疗差错，提高患者的安全性，有助于接班者迅速了解患者的整体状况，为患者提供更加安全、高效的医疗服务。

（三）加强医护人员的规范化培训

采用标准化的交接班沟通，可以有效地提高交接班质量，减少或消除交接班过程中的安全隐患。

1. 规范化培训有助于医护人员更好地理解彼此的角色和职责，增强医护人员的责任意识，加强团队协作，使其更加明确交接班沟通的重要性，确保患者得到高质量的医疗服务。

2. 采用标准化交接班沟通能够展示医护人员的专业素养和严谨态度，有助于树立医院和医护人员的良好形象；同时，使患者在住院期间能清楚地知道自己的责任护士，提升患者就医体验感和满意度。

二、实施成效

（一）交接班时间明显缩短

通过优化交接班流程，交接双方能够更快、更准确地完成交接班工作，使得交接班时间明显缩短，提高工作效率。这可为医护人员提供更多的时间和精力去关注患者，实现"把护士还给患者"，使患者获得更加优质的护理服务。

（二）交接班信息传递更加准确

1. 通过采用结构化交班清单，建立统一的信息记录和传递标准，确保交接班信息的准确性和完整性，减少交接错误导致的医疗事故和纠纷的发生。

2. 实施了信息记录和传递标准后，交接双方能够清晰地了解患者的具体情况，包括患者的病情、治疗情况、护理要点等，从而确保交接班的顺利进行。

3. 信息传递的准确性提高，为医护人员提供了更好的参考依据，有利于保障患者的安全和提供针对性的护理服务。

（三）医护人员对交接班工作的重视程度提高

1. 规范化培训可加强医护人员对交接班工作的重视程度，提高规范化意识。

2. 医护人员对交接班工作的重视程度提高，有利于提高护理工作的质量和效率，为患者提供更加优质的护理服务。

综上所述，优化交接班流程，采用结构化交班清单，可以提高交接班效率和质量，提高医护人员的工作效率，使医护人员有更多的时间及时准确、全面地掌握患者的病情变化、治疗进展、护理需求等情况，从而确保患者得到连续、高效的护理服务，提升患者满意度和信任度。

主要参考文献

[1] 郭娜，刘萍，蔡永华，等. 护理交接班评价工具的范围综述［J］. 中国护理管理，2023，23（12）：1868－1873.

[2] 付小艳. 标准化沟通模式在消化内科护理交班中的应用［J］. 中国标准

化，2021（14）：136－137.

[3] 李杰. SBAR 交班对提高危重患者护理质量的效果观察 [J]. 中国冶金工业医学杂志，2021，38（4）：400.

[4] 麦燕华，吴文峰，胡容. 系统化床边交接班在提高护理质量及患者安全性方面的应用 [J]. 中西医结合护理（中英文），2022，8（9）：160－162.

[5] 杜国娣，金建芬，孙红娟，等. 优化心内科护理晨会交班流程的实践与效果 [J]. 中医药管理杂志，2018，26（9）：71－72.

（何　毅）

第五节　病区安全用药管理策略与实践

患者安全是医疗卫生系统最为关注的问题，患者用药安全是护理管理中的重点。实施药物治疗是护士的重要职责，也是日常工作中极为重要的一项任务。护士是患者用药安全的最后把关者。为了保障患者用药安全，需要不断优化护理流程，加强病区药品的管理，加强护士的药物知识和操作技能培训。金堂县第一人民医院护理团队在此方面进行了深入探索并取得了显著成效。

一、药物存储及使用管理

（一）备用药品管理

依据各病区的疾病特点，各病区按照"必需"和"少量"的原则，定期梳理并检查科室备用药品。各科室提出药品种类、规格和数量的申请，经过药学部、护理部和医务部审核后，进行"定种类"和"定基数"管理。药品放置位置和交接事项需明确，使用后及时补充。科室安排专人定期检查备用药品的使用情况和补充情况，并根据使用频率适时调整备用药品的种类和数量。

（二）急救药品管理

急救药品是指存放于抢救车内、用于抢救急危重症患者的药品。为确保急救药品在患者紧急情况下能及时、准确地使用，必须加强管理，由专人负责保管，确保药品无过期、无变质。急救药品的管理实施"四定"原则，即定品种、定数量、定位置、定期检查。药品需按照护理部的统一要求编号，并按编号以从左至右、从外至里的顺序定位存放。由于急救药品在一般情况下不常用，容易出现过期问题。为防止药品过期，近效期药品需粘贴标示，6个月内失效的贴黄色标示，3个月内失效的贴红色标示，并用红色笔在交接本上记录，起到提醒和警示作用。这些药品要优先使用或及时更换近效期药品，避免过期。

（三）在用药品管理

患者在用药品要求一人一框放置，不得混装，严禁按照药品的种类放置，每天下午责任护士根据医嘱清理和摆放第二天自己所管病床的药品，摆放药品时检查药品的质量、有效期、剂量，保障用药安全。对于特殊情况导致未使用的药品，及时和医生沟通退药，避免病区存放多余药品，造成药品的浪费。

（四）冰箱药品存储管理

冰箱内药品分类明确，区域划分清晰，并有醒目标识。患者药品需注明姓名和床号。冰箱温度每天监测两次并记录，每周进行清洁消毒，每月除霜，确保药品存储环境符合要求。

（五）高危药品管理

高危药品也称为高警示药品，是指那些若使用不当会对患者造成严重伤害或死亡的药物。高危药品应设置专门的存放区域专柜存放，不得与其他药品混合存放，粘贴高危警示标识，每班交接。高危药品使用时两人核对并签字。高危药品在使用时，严格执行给药原则（核对患者姓名、床号、药品名称、药物剂量及给药途径等）。对使用高危药物的患者，要加强监测，一旦发现异常情况，立即报告主管医生并处理。

（六）易混淆药品与近效期药品管理

易混淆药品指特征相似的药品，包括外形相似、名称读音相似、同一药品不同剂型、同一药品不同规格、同一药品不同厂家等。对易混淆药品设置明确的标识，采用不同颜色、特殊标签或条形码等方式，以便快速识别，避免误用。近效期药品是指即将过期但仍在有效期内的药品，合理管理这些药品对用药安全尤为重要。近效期药品有效期在6个月内使用黄色标示，有效期在3个月内使用红色标示，优先使用。确保药品在有效期内使用完毕，避免浪费和潜在的用药风险。对于即将过期的药品，应及时报告给药房，以便及时处理。

（七）毒麻药品管理

毒麻药品实行"四专"管理，即专人保管、专柜加锁、专用处方、专册登记，确保账物相符。毒麻药品应设置专柜存放，并实行双人双锁保管，确保药品安全。毒麻药品的用量必须严格按照处方限量执行，医师开具医嘱及专用处方后，方可给患者使用，并保留空安瓿，后凭处方、安瓿向药房领取。建立毒麻药品使用登记本，记录患者床号、姓名、药品名称、剂量、使用日期、时间，执行者签全名。

二、药物培训管理

（一）定期培训

每年定期针对急救药品及科内常见药品进行培训，涵盖药物作用、不良反应的识别和处理、用药注意事项等。对于新药或少见药品，制作药品说明书汇编，组织学习，确保护士正确使用药物。严格实施医嘱核对，执行"三查十对一注意"制度。三查：给药前查、给药中查、给药后查。十对：对床号、姓名、性别、住院号、药名、剂量、浓度、用药时间、用法及药品有效期、过敏史。一注意：用药过程中及用药后应严密观察药效及不良反应，做好记录。

（二）案例分享

分析典型用药案例，提高护士的应对能力和判断力。通过分享操作不规范引起的用药错误事件，警示护士，预防不良事件。

三、成效展示

（一）药品质量与安全得到保障

1. 通过全面整治和改善药品存储环境，如清理、消毒、分类存放等，确保药品的质量和安全性。

2. 对药品进行定期检查和记录，确保在有效期内使用，降低过期药品的风险。

3. 通过规范药品管理和使用流程，减少药品浪费和损耗，提高利用率。

（二）用药安全性提高

1. 通过严格的核对制度和使用警示标识，降低用药错误风险，确保患者用药的准确性，降低轮转科护士的用药错误风险。

2. 对患者用药情况进行动态监测和评估，及时发现和处理问题和风险，降低药品不良反应发生率。

（三）提升医疗质量与患者满意度

通过规范药品管理，降低用药不当引发的医疗事故风险，保障患者生命安全。

综上所述，药品管理是确保患者安全用药的基石。我们必须加强药品管

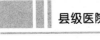

理，以进一步保障患者安全，并不断优化这一过程。通过严格执行药品管理的各项规定，能够减少药品使用中的风险，提高医疗服务的整体质量，为患者创造更安全、更可靠的治疗环境。同时，还需要持续优化药品管理流程，利用先进的信息技术和科学的管理方法，提高药品管理的效率和准确性，确保每位患者都能得到安全、有效的治疗。

主要参考文献

[1] 黄琴，高宏. 应用根因分析法优化病区备用药品质量管理 [J]. 江苏卫生事业管理，2021，32（7）：936−938.

[2] 蒋妮，张旭，王晓玲，等. 儿童医院病区备用药品管理现状调研 [J]. 儿科药学杂志，2023，29（3）：22−24.

[3] 李婷，陈超君. JCI 标准下 6S 管理法对病区备用药品安全管理的影响 [J]. 中医药管理杂志，2024，32（7）：179−181.

[4] 王丽萍，金晓芳，陈邹媛. PDCA 循环管理对病区药品管理质量持续改进的效果分析 [J]. 中医药管理杂志，2023，31（23）：200−202.

[5] 朱美玲. PDCA 循环法在病区自备药品管理中的应用效果 [J]. 中国社区医师，2023，39（6）：167−169.

（邓　英）

第六节　护理近似差错事件管理在提高患者安全中的应用

护理工作质量是确保医院服务质量的关键环节，也是提升患者安全、满意度和医疗效果的重要保障，关乎医院临床医疗质量、社会形象与经济效益。护理不良事件可能引起护理纠纷，如导致患者伤害、住院时间延长等，不仅影响患者，还损害医务人员和医院的声誉。

《"健康中国 2030"规划纲要》和国家卫生健康委员会均强调保障医疗质量和安全，持续改进患者安全管理，减少护理不良事件的发生。必须建立行之有效的机制预防此类事件的发生。

护理不良事件按事件的严重程度分为以下四个等级。

Ⅰ级事件（警告事件）：非预期的死亡，或是非疾病自然进展过程中造成永久性功能丧失。

Ⅱ级事件（不良后果事件）：在疾病诊疗过程中因诊疗活动而非疾病本身

造成患者机体与功能损害。

Ⅲ级事件（未造成后果事件）：虽然发生错误事实，但未给患者机体与功能造成任何损害，或有轻微后果而不需任何处理可完全康复。

Ⅳ级事件（隐患事件）：由于及时发现错误，未形成事实。

临床各科室对Ⅰ级、Ⅱ级、Ⅲ级事件高度重视，对于Ⅳ级事件重视度不够，甚至不重视。特别是基层医院，由于医护人员缺乏上报意识，担心上报后会受到处罚和上级领导的批评、影响别人对自己的看法，以及护理不良事件上报流程过于复杂等，Ⅳ级事件基本不上报。

护理不良事件上报是提升护理质量与患者安全的重要手段。通过及时上报护理不良事件，我们能够发现存在的问题并采取相应的措施，从而不断优化护理服务，保障患者安全。护理不良事件上报机制能够帮助我们及时发现潜在的安全隐患。护理不良事件报告后的信息共存，不仅可以减少类似事件的再次发生，还可以提高护士的警觉性，使他们更加注重工作中的细节和规范性。

护理近似差错（Near Miss）指的就是隐患事件，即护理工作中，一个或多个环节出现错误，但因为不经意或及时的介入行为，使原本可能导致意外、伤害或疾病的事件或情况并未真正发生。多次核查或者通过前瞻性预防手段及他人的历史教训等可以减少该类事件的发生。任何一次事故的发生都由一系列具有一定因果关系的连锁事件构成，也就是说，任何隐患事件未能被提前发现并处理，都有可能造成意想不到的事故或后果。因此，护理近似差错管理尤为重要。

金堂县第一人民医院高度重视护理近似差错管理，提高护士对护理近似差错管理体系的认知，特别是对未造成后果的事件（隐患事件）上报意义的认知，积极营造"非惩罚性，保护隐私"的安全文化环境。

一、护理近似差错管理方法

（一）明确识别范围

确定哪些事件属于护理近似差错，如护理记录不完整及时、仪器设备故障但使用前发现并更换、药物准备错误但未使用、无菌技术操作不规范但及时发现纠正、清洁消毒不到位、病区环境温湿度不符合要求但及时发现并调整、手术器械使用前不完整但清点及时并发现等。

（二）构建评估指标体系

根据护理近似差错的类型和特点，以及事件严重性、发生频率、每个人发生的次数等因素建立评估指标体系。

（三）风险等级划分

根据评估结果，将护理近似差错划分为不同的风险等级，如高风险事件、中风险事件、低风险事件等。

（四）预警信息发布

通过内部通报、信息系统等，及时将预警信息传达给相关人员，以便采取相应的应对措施。

（五）预警机制建立

针对不同风险等级的护理近似差错，建立相应的预警机制，如高风险事件立即上报、中风险事件加强监控等。

（六）定期召开护理近似差错讨论会

对发生的护理近似差错进行深入分析，找出根本原因，提出有效改进措施。建立护理近似差错数据库和信息系统，实现信息共享，为持续改进提供数据支持。

（七）加强护理培训

根据科室护理近似差错发生的类型及频次，有针对性地进行强化培训，提高护士的业务水平和实践能力、风险预判能力，降低护理不良事件的发生率。

（八）护理质控

针对已发生的护理近似差错，向相对应的护理质控小组反馈，在质控工作中加强该环节质量检查及督导，及时发现、及时纠正，有效减少该事件的发生，将其扼杀在萌芽状态。

二、护理近似差错管理成效

医院通过护理近似差错管理，保障患者安全。

强化护理近似差错管理，重视护士的专业技能和职业素养提升，增强风险意识和责任意识。通过加强专业培训和深入学习相关规章制度以及构建完善的管理机制与激励机制，护士能够较好地掌握护理知识和技能，显著增强遵守护理准则和操作规范的自觉性。护士对提升护理质量、减少负面事件有了更为深刻的认识，不断提升自己的综合素质，并在此过程中更加自觉地按照标准护理患者，从而持续增强风险防范能力，最终提升患者满意度。

深化护理近似差错管理，有助于护士及时发现日常护理工作中的潜在风险和事故。通过采取措施持续改进和预防，护理工作得到了有效规范并顺利进行，护士的职业责任感也显著增强，使得护理工作的各个环节更加细致入微、准确无误。

综上所述，护理近似差错管理是一项系统而复杂的工作，同时也是一个持续的过程。我们应当进一步完善管理机制，提升护士素质，优化护理流程，通过及时发现、及时纠正、规范操作行为、针对潜在风险实施针对化管理、个性化护患沟通等多重手段，全面强化风险防范措施与风险防范意识，有效减少护理近似差错的发生，为患者提供更加安全、高效、优质的护理服务。

主要参考文献

［1］唐可欣，楚鑫，吴晨曦，等. 基于 CiteSpace 对近 10 年国内外护理不良事件的可视化分析［J］. 卫生职业教育，2024（4）：152－156.

［2］World Health Organization. Patient safety fact file. Patient safety and risk management，service delivery and safety［EB/OL］. (2020－09－20)［2022－11－22］. https：//www. who. int/features/factfifiles/patient safety/patient safety fact fifile. pdf ua＝1.

［3］胡战红. 加强护理近似差错管理减少负性事件的方法与措施［J］. 实用临床护理学电子杂志，2019，4（37）：167.

［4］陈雅妮，周冰冰，陈慧君，等. 非惩罚制度下医院护理不良事件的上报情况及影响因素分析［J］. 医院管理论坛，2024，41（1）：15－18.

（江　晓）

第七节　住院患者静脉血栓栓塞症防控护理新策略

静脉血栓栓塞症（Venous Thrombo Embolism，VTE）是一种常见的静脉血管疾病，各种因素导致血液在静脉中淤积形成血栓，使管腔部分或完全阻塞，引起一系列症状和并发症。VTE 包括深静脉血栓形成（DVT）和肺栓塞（PE）。

根据相关研究，VTE 的发病率和死亡率呈逐年上升趋势，尤其是在老年人和长期卧床的患者中更为常见。VTE 是继缺血性心脏病和卒中之后位列第三的常见的心血管疾病（DVT 和 PE 的年发病率分别为 1‰ 和 0.5‰）。VTE 已成为全球范围内的主要健康问题之一。

金堂县第一人民医院通过不断探索与完善住院患者 VTE 预防与护理实践，取得了一定的成果。

一、住院患者 VTE 预防与护理的改善措施

（一）强化医护培训，提升防治能力

1. 全面设置培训课程：为确保医护人员全面掌握 VTE 的相关知识，精心设计涵盖 VTE 基础知识、诊断与治疗手段、预防与护理措施等的培训课程。针对不同岗位的医护人员，特别定制培训内容，以确保每位参与者都能获得与自身工作紧密相关的实用知识。

2. 灵活多样的培训方式：采用多元化的培训方式，包括理论授课、临床实践以及案例分析等，通过全方位的学习体验，帮助医护人员深入理解 VTE 的病因、病理及治疗方案。理论授课为医护人员提供坚实的理论基础，临床实践则让他们在实践中掌握诊断技巧与应对措施，案例分析则侧重于提升医护人员在面对实际问题时的决策能力和解决能力。考虑到医护人员的工作时间和实际需求，医院采用线上线下相结合的培训形式，使参与者能够根据自身情况灵活选择参与方式，确保培训的便捷性和高效性。

（二）实施精准评估与分类警示标识

1. 医院依托医院信息系统（Hospital Information System，HIS）建立深静脉血栓管理信息系统，以 HIS 为基石，提取医疗信息系统里与风险因素有关的文本数据，结合评估规则库形成智能分析引擎。在系统内，嵌入血栓风险评估量表和出血风险评估量表，根据科室特性进行个性化配置。系统按照 VTE 评估节点准确推送相关风险评估量表，并依据患者的基础信息智能识别并勾选相应选项。护士在评估过程中对系统结果进行核实，对不符之处进行修正，形成最终的评估分数并确认保存。对于中高危患者，系统还会推送出血风险评估量表至医生工作站，供其复评并给出预防建议。通过与 HIS 对接，护士及医生的 VTE 评估结果将以不同颜色的图标形式在各自工作站及电子床头卡栏中展示为预警信息，提醒医护患共同关注，也让患者本人参与到 VTE 管理。此外，系统还会实时提取医嘱、检查、检验及评估等数据，对科室乃至全院的 VTE 情况进行持续追踪和统一质控，从而构建一个以患者为核心，集风险评估、医护协作、监控预警和防治措施于一体的 VTE 全程闭环管理模式，有效实现医院内部 VTE 防治与管理的整合。

2. 床头卡 VTE 标识颜色分类，直观识别风险级别：为更直观地反映患者的 VTE 风险状况，采用床头卡 VTE 标识颜色分类的方式。高风险患者为红色，中风险患者为黄色，低风险患者为绿色。这种直观的颜色标识不仅使医

护人员能够迅速了解患者的风险级别，还能促使他们采取相应的护理措施，确保患者的安全和合理护理。这一措施也显著提高了医护人员的工作效率和服务质量。

（三）多元化健康宣教

针对不同年龄、文化水平的患者及家属，选择个性化的宣教内容，采用不同的宣教形式，以提高患者及家属对 VTE 的认知和理解，让宣教更加精准、有效。

1. 根据患者年龄、文化水平、评估结果等具体情况，提供具有针对性的健康知识，提高患者自我保健意识和能力，从而降低患病风险。健康宣教内容主要包括基本预防、物理预防和药物预防等相关知识。

2. 采用多种形式的宣教方式，包括开展护患沟通会、录制科普视频、微信公众号推文、制作健康二维码等，在此基础上不断探索新的宣教方法。

（四）落实预警性护理干预

1. 制定预警性护理措施。

1）低风险：鼓励患者勤翻身，练习深呼吸及咳嗽，指导患者做主动及被动运动，训练强度依据患者耐力而定。告知患者避免长期卧床，早起下床活动，形成良好的生活习惯，如戒烟、戒酒、控制体重、控制血糖和血压等。术后抬高患肢，防止深静脉回流障碍。增加日常饮水量，降低血液黏稠度。

2）中风险：在低风险患者护理的基础上，定期检测 D－二聚体，给予物理预防，指导患者正确穿梯度压力弹力袜，使用间歇充气加压泵，改善下肢血液循环，在医生指导下给患者使用低剂量的低分子量肝素抗凝。

3）高风险：在上述护理的基础上，在床头卡和手腕带上进行高危警示标识，重点交接，密切观察，必要时增加多普勒超声检查血流情况，查看是否有 VTE 出现，根据监测结果调整低分子量肝素应用剂量。

4）对于已发生 VTE 的患者，告知其绝对卧床，并告知家属禁止按摩，定期观察患肢肿胀及疼痛程度、呼吸情况、血氧饱和度等，随时做好抢救准备。

2. 成立 VTE 专管小组，根据质量标准督查评估是否准确、及时、规范，防治措施是否落实到位。健全反馈机制，不断提升 VTE 防治能力。

二、住院患者 VTE 预防与护理的改善成效

（一）医护知识掌握率提高

运用问卷调查等方式检验成效，以在线问卷考核医护人员知识掌握率，并根据医护人员在临床实践和案例分析等方面的表现进行综合评价，给予反馈及指导。医护 VTE 培训具有显著成效，医护知识掌握率明显提高。

（二）患者满意度提升

通过个体化的宣教内容、适宜的宣教形式，患者的健康知识水平提升，患者对治疗的配合度增强，患者宣教知晓度及满意度提升。

（三）提高了 VTE 防治的质量管控效率

通过落实以上措施，医护患共同参与到 VTE 的防治中，VTE 防治质量得到提升。智能管理系统通过智能识别危险因素、全流程监管与数据分析，有效提高了 VTE 防治的质量管控效率。

综上所述，VTE 可防可控，规范的 VTE 预防护理与管理是 VTE 预防的重要保障，对降低 VTE 的发生率具有重要意义。通过不断总结实践经验、探索新的预防策略和方法，医院有望为 VTE 患者提供更加有效、安全的护理服务，降低其发病率和死亡率，提高患者生活质量。

主要参考文献

[1] 陈忠，杨耀国．"静脉血栓栓塞症"的认知变迁和现代治疗理念 [J]．中华血管外科杂志，2023，8（2）：159－166.

[2] 国际血管联盟中国分部护理专业委员会．住院患者静脉血栓栓塞症预防护理与管理专家共识 [J]．解放军护理杂志，2021，38（6）：17－21.

[3] 谌艳，江伟，王代军，等．VTE 风险评估智能预警系统在髋部骨折患者深静脉血栓预防中的应用 [J]．中国医疗设备，2022，37（1）：166－170.

[4] 郭志明，单思源，杨扬，等．医院 VTE 智能防治预警系统构建及应用效果分析 [J]．现代医院，2023，23（10）：1568－1570.

[5] 施英妮．预警性护理干预对脑卒中患者静脉血栓栓塞症发生率预防价值 [J]．中国医药指南，2023，21（36）：147－149，153.

（张婷婷）

第八节 多维度呼吸机相关性肺炎风险管理 与防控护理新策略

呼吸机相关性肺炎（Ventilator-associated Pneumonia，VAP）指气管插管或气管切开患者在接受机械通气 48 小时后或脱机、拔管 48 小时内出现的肺炎。VAP 是机械通气常见的并发症，会延长患者的机械通气时间，增加住院天数，加重患者痛苦及经济负担，甚至增加患者病死率。相关研究显示，我国机械通气患者 VAP 发病率为 9.7%～48.4%，病死率为 21.2%～43.2%。国外重症监护室中 VAP 的发病率为 2.5%～40.0%，病死率为 13.0%～25.2%，VAP 发生使 ICU 中的患者住院时间增加 28%。预防 VAP 已成为当前医院感染控制的首要任务之一。多维度 VAP 风险管理与防控是一个广泛的概念，是指从多个角度、多个层次或多个方面避免 VAP 的发生。金堂县第一人民医院 ICU 通过多维度 VAP 风险管理与防控措施的落实，降低 VAP 的发生率，提高患者救治成效。

一、多维度 VAP 风险管理与防控方法

（一）人员管理

1. 科内工作人员管理：

1）加强 VAP 防控责任管理，优化 ICU 医院感染防控小组结构，由护士长担任管理组长，实行护士长—专业组长—感控护士三级监控，落实考核机制。

2）定期对医护人员进行手卫生培训，开展操作示范，提升手卫生操作的正确率。完善手卫生设施设备，建立相应的激励机制，加强督查，提升手卫生依从性。

3）加强督导，依照医院感染 VAP 防控项目清单，运用现场观察法和医院感染防控监测信息系统对医护人员进行督查，督查结果定期公布，责任落实到人，使医护人员落实 VAP 防控措施。

4）规范操作行为，严格执行无菌技术操作，正确选用个人防护用品。

2. 外来入室人员管理：

1）录制 ICU 入室管理规定视频，通过院内微信群、QQ 群等多种途径加强宣传。

2）在入室通道张贴着装规范示意图，放置穿衣镜，要求外来人员着装规范后方可入室。

3）感控护士加强外来人员入室规范督导，定期将督导结果反馈给相应科室。

3. 家属探视管理：

1）设置专岗做好探视登记管理，明确探视时间及探视人数。加强宣教，鼓励通过视频进行探视。

2）探视通道配备洗手示意图、速干洗手液，感控护士指导每位入病区的家属正确洗手。

3）指导家属正确穿隔离衣，戴口罩、帽子。家属着装规范后方可进入病区。

4）探视时，嘱家属尽量减少与患者直接接触。

5）探视结束，嘱家属行手卫生后方可离开病区。

4. 患者管理：

1）落实每日镇静唤醒：每日医护人员共同评估呼吸机使用及气管插管的必要性，严格掌握拔管指征，尽早脱机拔管。

2）加强患者体位管理：无禁忌证的患者床头常规抬高 $30°\sim45°$。重点关注各项操作前后患者体位管理。为了提升床头抬高角度准确率，购买床头抬高角度仪（图 3-8-1），贴于床头侧面，方便护士直观、准确地抬高床头。

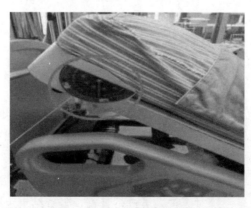

图 3-8-1 床头抬高角度仪

3）实施早期康复：予以翻身叩背、震动排痰，协助患者床上、床下主动及被动活动。

4）肠内营养防误吸：肠内营养前，充分吸痰，将患者床头抬高 $30°\sim45°$，检查营养管长度，评估胃残余量。肠内营养时，使用营养泵持续匀速滴注，减少体位改变，观察有无呛咳及呕吐；肠内营养后，患者保持半卧位 30～60 分钟，避免翻身叩背、吸痰等刺激性操作。误吸高风险患者宜选择空肠喂养，减少误吸发生。

（二）病房环境管理

1．病房温度维持在（24±1.5）℃，相对湿度 30％～60％，每日检查温湿度是否在正常范围内，如异常及时采取相应措施。

2．病房每日通风 3 次，每次通风 20～30 分钟，保持新风系统运转正常。

3．配备充足的手卫生设施设备，每床配置速干洗手液。

4．落实每日地面清洁消毒 1～2 次，使用 500mg/L 含氯消毒液擦拭地面。

5．落实物品表面清洁消毒，每日常规擦拭 2 次，多重耐药菌患者每日擦拭 3 次。

（三）呼吸机使用管理

1．加强呼吸机清洁消毒管理，呼吸机配件一人一用。

2．呼吸管路用呼吸机支架妥善固定，防止管路过度牵拉、缠绕打折，损伤患者气道黏膜，影响正常通气及冷凝水的流出。

3．动态观察呼吸机管路内冷凝水产生量，当冷凝水到达积水杯 1/2 时，及时倾倒。

4．制作积水杯固定装置，安装于呼吸机湿化器上，使呼吸机积水杯始终保持直立且处于呼吸机管路最低位（图 3-8-2），防止呼吸机管路冷凝水逆流入气道。

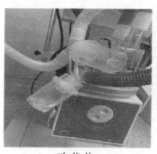 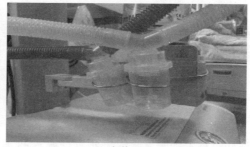

改善前　　　　　　　　　　　　改善后

图 3-8-2　积水杯固定装置

（四）操作管理

1．落实标准化口腔护理操作：

1）每 6～8 小时进行口腔护理 1 次，采用冲洗加擦拭法或冲洗加刷洗法进行口腔护理。

2）口腔护理前注意气囊压力管理，使用气囊压力测量装置监测，维持气囊压在 25～30cmH$_2$O，充分吸引口鼻腔、气道内及声门下分泌物，检查气管插管导管深度。

3）口腔护理需双人操作，床头抬高 30°～45°，注意患者头偏向一侧。

4）口腔护理后，使用电筒查看口腔内有无冲洗液残留，检查气管插管导管深度，保持导管末端至门齿距离与口腔护理前一致，胶带固定，松紧度以能插入 1～2 指为宜。气囊压力保持在 25～30cmH$_2$O，每间隔 6～8 小时测量 1 次。

2. 规范气道吸引技术：

1）吸痰前，选择不超过人工气道内径 1/2 的吸痰管，吸痰管一次性使用，吸引前后均给予 2 分钟纯氧，负压吸引压力控制在 80～120mmHg。

2）吸痰中，严格无菌操作，密切观察患者病情变化，动作轻柔，放置过程中不带负压。有阻力或刺激咳嗽时，吸引管后退 1～2cm，轻柔旋转向上提吸。每次吸引时间不超过 15 秒，连续吸引少于 3 次。需反复吸引时，间隔 3～5 分钟再吸引。密闭式吸痰管吸引后，使用无菌生理盐水充分冲洗管路。

3）吸痰后，记录痰液颜色、性状和量。

二、多维度呼吸机相关性肺炎风险管理与防控护理成效

1. 科内 VAP 发生率显著下降，医疗护理专项质量显著提升。
2. 气管插管机械通气患者住院时间缩短，医疗成本降低。
3. 气管插管患者并发症减少，生存率提高。
4. 患者及家属满意度提高。

综上所述，重症监护室以患者为中心，持续落实多维度 VAP 风险管理与防控护理措施，有效降低了科内 VAP 发生率，提升了医疗护理质量及患者的生活质量，降低了医疗成本，提升了患者及家属满意度。

主要参考文献

[1] 潘丽娟，王荣丽. 呼吸机相关性肺炎病原菌的分布及危险因素分析 [J]. 中国感染与化疗杂志，2019，19（4）：363－365.

[2] Papazian L，Klompas M，Luyt C－E. Ventilator－associated pneumonia in adults：a narrative review [J]. Intensive Care Medicine，2020，46（5）：888－906.

[3] 中华护理学会团体标准：成人经口气管插管机械通气患者口腔护理（T/CNAS12－2020）[S]. 2021.

［4］齐林艳. 改良集束化护理策略对 ICU 机械通气患者呼吸机相关性肺炎的
　　预防作用［J］. 名医，2023（23）：120－122.
［5］孙美琴，徐丽艳. 预防机械通气相关性肺炎中集束化护理模式及护理干预
　　效果评估［J］. 中外医疗，2024，43（12）：137－140.

（黄　锐）

第九节　门诊传染病防控体系的构建与实践

传染病是指病原微生物，如病毒、衣原体、立克次体、细菌、真菌、螺旋体或寄生虫等感染人体后可产生传染性，在一定条件下造成流行的疾病。2003年的非典型肺炎（Severe Acute Respiratory Syndrome，SARS）严重威胁全球的公共卫生安全。2019 年 12 月，全球遭遇了新型冠状病毒感染疫情。2020 年 2 月 11 日，世界卫生组织（WHO）将新型冠状病毒感染肺炎命名为"COVID－19"。医院门诊一直战斗在疫情的最前线，无缝隙地承担着日常的防疫工作，为生命保驾护航。

2020 年 5 月，国家出台了《公共卫生防控救治能力建设方案》，提出引入平战结合理念，加强医疗卫生机构对突发公共卫生事件的应急响应能力和疫情防控能力。三级公立医院是传染病防控的重要单位，门诊是医院传染病防控的重要部门。传统门诊的诊疗模式和患者就医观念正悄然发生改变，门诊系统面临新的问题和挑战。构建和完善传染病门诊防控体系成为当前医院管理工作的重要议题。金堂县第一人民医院门诊部积极应对，构建了一套科学、高效的传染病防控体系。

一、建立门诊突发传染病应急防控管理体系

（一）成立门诊突发传染病事件应急处置领导小组

根据《中华人民共和国传染病防治法》，为妥善应对门诊突发事件，确保门诊医疗秩序的正常运行，迅速控制并消除突发公共卫生事件引发的社会不良影响，保障患者及医护人员的人身安全和健康，医院成立了门诊突发传染病事件应急处置领导小组（图 3－9－1），全面负责门诊突发传染病防控工作的实施与监管。

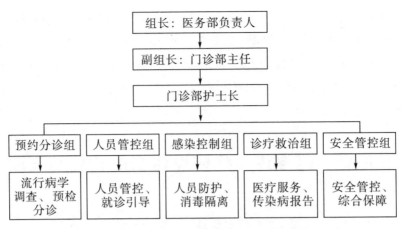

图 3-9-1　门诊突发传染病事件应急处置领导小组

（二）成立突发传染病疫情防控工作督查小组

小组成员由门诊部主任、护士长、质控组长组成，制定传染病防控督查表单，关注门诊流调筛查、就诊秩序、个人防护措施的落实情况、手卫生执行的规范性、环境消杀与监测以及传染病疫情发生例数、漏报漏登例数、防控管理等方面的问题。为确保防控工作的持续性和有效性，工作小组每月不定期进行实地督查，确保问题被及时发现并立即整改。针对门诊突发传染病防控中的重点和难点，展开深入讨论，持续优化并完善传染病防控策略，确保患者及医护人员的安全。

二、强化传染病防控技术培训与考核

（一）建立传染病防控技术培训与考核机制

为增强门诊部工作人员在传染病防控方面的应急处置能力，医院构建了全方位的培训与考核机制，覆盖门诊部工作人员以及第三方工作人员，着重在传染病的传染源识别、传播途径阻断、易感人群保护以及个人防护、消毒隔离、自我健康监测等方面进行系统的培训。利用感控工作间系统，采取线上线下相结合的方式，进行分岗位、分层次的理论学习与实际操作训练。确保每位门诊部工作人员都能熟练掌握突发传染病疫情下的就诊流程与防控知识，理论与操作考核合格后方可上岗。

（二）定期开展突发传染病应急处置演练

按要求落实传染病防疫物资储备，定期开展门诊突发传染病应急处置演练，主要围绕传染病例的发现、报告、诊疗、感染控制、个人防护、消毒隔离等关键环节进行实战模拟。多次演练，不断修订和完善《门诊部应急预案》，使之成为门诊部全体工作人员学习和参考的重要资料。这种定期的演练不仅可强化门诊部全体工作人员的忧患意识，而且可提升风险预测和应对能力，确保在面对突发传染病疫情时能够迅速、有效地响应和处置。

三、建立科学的门诊运行机制

（一）优化门诊预检分诊人力资源配置

鉴于门诊预检分诊岗位在传染病防治中面临的高压力和高风险，医院科学调配人力资源，采取老带新、全员轮岗、弹性排班等措施，确保工作质效；同时，要求各班次交接班时无缝衔接，确保门诊预检筛查工作无脱岗现象。

（二）精细化门诊就诊资源管理

采用手机端、自助服务机与现场人工窗口相结合的挂号方式，加强互联网医疗服务项目宣传。通过科学合理的资源管理，实现患者的精准高效分流，缩短门诊患者的就诊等待时间，降低院内交叉感染的风险。

（三）门诊医疗服务的有序开展与动态调整

根据门诊区域的功能划分，科学有序地提供普通、专家、多学科联合门诊以及门诊静脉导管置管与维护、伤口换药等综合治疗服务。同时，根据突发传染病疫情形势的变化，动态调整相关医疗服务项目，确保在有效防控传染病的同时，满足患者的日常医疗服务需求。

（四）加强就诊秩序管理

为规范门诊就诊秩序，增加门诊候诊区域的巡视督导班次，由科室资深医护人员负责。每班次不间断地巡视与宣教，严格落实首问、首诊负责制，坚持一人一诊一室制度。鼓励生活能自理的患者自行就诊，以减少门诊人流量。

（五）拓展互联网医院延伸服务

为减少突发传染病期间患者来院就诊次数，避免交叉感染，通过医院互联网医院平台提供线上复诊、药品配送到家、护理上门伤口换药、静脉导管维护等便捷医疗服务项目，以满足患者的多样化需求。

四、规范传染病感染控制管理

（一）成立传染病感染控制小组

成立由科室主任、护士长、感控医生、感控护士4人组成的传染病感染控制小组，明确各自的工作职责和内容，确保科室感染控制工作的有效实施。科室主任和护士长作为科室感染控制工作的首要责任人，负责全面协调感染控制工作的执行。感控医生和感控护士则承担具体任务，保障感染控制工作的上传下达和制度的落实。

（二）强化个人防护，根据传染病类型做好分级防护

针对不同类型的传染病，采取严格的分级防护策略。按照门诊区域的划分，各区域工作人员严格遵守相应的防护标准，正确佩戴医用外科口罩、防护口罩、一次性帽子等防护用品，强调防护用品使用和手卫生的重要性。将门诊手卫生依从性纳入护理敏感指标，实行动态监管。科学合理地使用防护物资，并规范其使用后的处置，从而确保患者和医护人员的生命安全，有效应对突发传染病。

（三）规范和加强医疗废物的管理

在门诊各区域设置醒目的医疗废物暂存点，责任落实到点到人。规范医疗废物暂时储存、运送、处置过程中的操作方法，严格执行医疗废物转移联单制度，并强化台账管理，有效预防和控制医疗废物对环境产生的危害，控制传染病传播，保障患者及医护人员的健康与安全。

（四）落实环境消杀与监测

门诊作为传染病防控的重点区域，应高度重视各区域的环境消杀与监测工作。根据门诊各区域的功能划分，采取不同频次的环境消杀与监测措施，并利用医院环境监测系统实时掌握门诊环境的消杀效果，科学判断门诊传染病防控措施的有效性和可行性，从而切实有效地控制传播途径。

五、优化门诊服务措施

成立一站式服务中心，实现门诊医疗服务项目集中办理，缩短门诊患者院内滞留时间，提升患者就医体验，同时避免交叉感染。

科学开展传染病的宣传教育工作，运用门诊各区域电子显示屏、健康宣教栏、健康手册等，针对发病率高、危害性大的传染病，向患者及家属进行传染病防控的知识宣教，强化群众对传染病的认识和防护意识等。

优化便捷服务举措，为老、弱、病、残、孕等特殊患者提供门诊就诊绿色通道，提供更加个性化的便民服务；针对突发传染病疫情下患者就医心切、医患矛盾问题更为明显等问题，为减少医患矛盾，加强对门诊医护人员岗位文明用语、行为举止规范等进行统一培训，积极有效沟通，切实做到关心关爱患者，缓解患者就诊心理压力。

综上所述，突发公共卫生事件因其迅猛的传播速度和高风险性，对人民群

众生命安全构成严重威胁。防控此类事件需多部门、多环节协同工作，其中医疗卫生机构作为核心参与者，必须全方位地从组织构建、规章建设、运行机制等角度进行精细管理，最小化院内感染风险，确保医疗工作稳定开展。

金堂县第一人民医院在传染病防控体系建设方面取得了显著成果，通过健全突发传染病应急防控管理体系、定期开展传染病防控技术培训与考核、组织传染病应急处置演练、优化门诊相关制度流程及运行机制、重视传染病预检分诊、合理调配门诊预检分诊岗位人力及诊疗资源、规范传染病感染控制管理、积极开展传染病宣传教育、严格制度落实与质量督查等措施，成功构建了一套科学、高效的传染病防控体系，门诊工作人员手卫生依从性由 45.6％提高到77.4％，环境清洁消毒依从性由 74.8％提高到 95.6％。未来，医院将继续紧跟上级部门的疫情防控政策要求，适时调整和优化各类传染病防控措施。同时，借助信息化手段，优化门诊工作流程，进一步完善传染病防控体系，为人民群众的健康安全做出更大贡献。

主要参考文献

［1］李兰娟，任红. 传染病学［M］. 8 版. 北京：人民卫生出版社，2013.

［2］于海江，于洋洋，于栋，等. SARS－CoV－2、SARS－CoV－1 及 MERS－CoV 的特征比较分析［J］. 基因组学与应用生物学，2020，39（9）：4400－4404.

［3］孙爱华，温晓洲，谢明，等. COVID－19 发病机制及诊断的研究进展［J］. 解放军预防医学杂志，2020，38（5）：99－102.

［4］杜宜名，夏梦，李戎梅，等. 突发公共卫生事件中综合性医院门诊医疗服务的问题与对策［J］. 中国卫生产业，2023，20（5）：186－189，213.

［5］任亚晴，许金侠，刘萍，等. 北京市某三甲医院发热门诊新冠疫情常态化防控下医疗应急管理体系探索实践［J］. 中国中西医结合耳鼻咽喉科杂志，2022，30（6）：473－476.

［6］张国强. 从非典型肺炎到新型冠状病毒肺炎——后疫情时代下的急诊定位与思考［J］. 实用医院临床杂志，2023，20（3）：8－11.

［7］苏宇，李刚. 后疫情时代门诊综合预约诊疗体系构建与实践［J］. 中国卫生质量管理，2021，28（6）：17－20.

［8］朱珂函. 后疫情时代 C 医院门诊患者满意度与提升对策研究［D］. 成都：电子科技大学，2023.

（罗　予）

第十节　加强呼吸道管理策略

呼吸道疾病呈现出多种病原体交集、易感人群风险增加、症状多样化且可能加重以及防控难度加大等特点。医疗护理面临着巨大的考验和挑战，对于如何加强呼吸道管理，需要更深入的思考和探索。金堂县第一人民医院积累了丰富的经验，管理重点明确，策略细致全面。

一、疾病传播控制与预防策略

（一）推进健康教育和信息宣传

护士与医院宣传部门合作，共同制作生动形象的呼吸道疾病防控宣传资料，包括宣传册、海报、视频等。通过社区广播、电视、网络等媒体进行广泛宣传，提高群众的防控意识和能力；定期举办健康教育讲座或研讨会，邀请权威专家讲解呼吸道疾病的防控知识。

（二）推广科学的个人防护行为

教育群众正确选择和佩戴口罩，提供佩戴示范教程；强调良好的个人卫生习惯的重要性，告知群众正确的咳嗽、打喷嚏方式，以及洗手、通风等日常防护措施。对于儿童、孕妇以及慢性病患者等高危人群，给予特别的关注和保护，提供高水平的防护措施和护理服务。

（三）环境优化与控制

引入智能空气净化系统，通过过滤、消毒等技术，减少空气中的细菌和病毒量；加强医院公共场所的通风换气，确保空气流通；优化清洁消毒流程，增加物表消毒频次；与信息部门协作，升级医疗废物追溯系统，对医疗废物的处置、收集、转运等环节进行全程跟踪和监控，为医院环境管理提供数据支持。

（四）推进疫苗接种

积极推进 60 岁及以上老年人、有严重基础疾病和免疫力低下者等高风险人群的疫苗接种工作，提升接种意愿和接种率。

二、气道廓清策略

气道廓清是清除气道内痰液和分泌物的关键性策略，可以有效改善患者肺通气和换气功能，减少并发症的发生。护士与康复治疗师协作，根据患者年龄、疾病严重程度、患者接受程度以及病变部位，共同为患者制定个性化的气道廓清策略，确保实施策略的适宜性、针对性和有效性。

（一）呼吸技术

1. 主动呼吸循环技术和自主引流：护士协助康复治疗师指导患者进行交替放松和节律性的呼吸运动调控，结合胸部扩张技术、用力呼气技术，促进气道分泌物排出。

2. 调节呼气流速和咳嗽动作：指导患者通过增大呼气流速和用力咳嗽动作来调节气道内通气和换气情况，进一步促进气道内痰液或分泌物的排出。

（二）手法技术

1. 体位引流：根据患者病情，选择侧卧位、俯卧位或头低足高位等，利用不同体位下的重力作用，引导气道分泌物从细小气道转移到大气道，最终排出体外。

2. 徒手技术：选择适宜的时间段，结合呼吸技术及体位引流，采取拍背、叩击等手法动作，促使痰液或分泌物排出体外。

（三）机械辅助

引入先进的高频胸壁排痰仪及便携式呼气末正压排痰仪，对于采取呼吸技术和手法技术后仍难以有效排痰的患者，护士经过评估后，选择适宜的机械进行辅助排痰。

三、保障呼吸道湿化效果

（一）恒温湿化器的应用

将网络信息及人工智能与湿化器连接，护士根据实际情况控制和调节温湿度，实时监测湿化器的运行状态，确保温湿度恒定。

（二）雾化式湿化器的应用

根据患者病情，调节雾化量、加湿时间等参数，实现个性化加湿，并设置语音播报器及显示屏报警提示，避免过度湿化造成不良后果。

四、实施效果

（一）呼吸道重症疾病明显减少

通过有效的呼吸道管理，降低了呼吸道重症疾病的发生率。例如，对于患有慢性阻塞性肺疾病的患者，通过呼吸锻炼、避免吸烟和减少空气污染暴露，减缓了病情进展，急性发作的次数及严重程度明显降低。

（二）患者的生活质量提高

从患者临床症状及肺功能检查报告中明显看出患者的呼吸功能得到了改善，呼吸困难和咳嗽等症状改善，患者生活质量提高。此外，通过教育和心理支持，帮助患者更好地应对疾病状态，减少了焦虑和抑郁等情绪问题。

（三）医疗成本降低

有效的呼吸道管理减少了患者的急性发作次数和住院次数，住院人次也明显减少，从而降低了医疗成本。此外，预防性措施减少了患者对急救服务的需求，进一步降低了医疗成本。

综上所述，加强呼吸道管理是预防和控制呼吸道疾病的重要手段，有效的应对策略对阻断病毒传播、降低感染风险具有重要意义。在这个综合性的管理过程中，需要医护团队、患者及家属共同努力，才能实现更好的健康管理和治疗效果。

主要参考文献

[1] 叶维建，林扬元，林心怡，等. 后疫情时代以新冠疫情为元素的护理学专业思政教学的探讨 [J]. 解剖学研究，2024，46（3）：297—298.

[2] 王立童，靳丹，王利凯，等. 气道廓清技术联合囊上吸痰对脑卒中气管切开患者呼吸道管理的疗效观察 [J]. 沈阳医学院学报，2022，24（5）：504—507，534.

[3] 马莉，李阳，马雪倩，等. 大型三甲医院急诊科应对呼吸道传染病的危机管理模式及经验分享 [J]. 中国急救医学，2023，43（1）：14—18.

[4] 张素杰，李黎，何川疆，等. 疫情防控管理降低喀什地区急性呼吸道感染发病率 [J]. 新疆医学，2022，52（3）：277—280.

[5] 冯金玲，何冰清，郑惠文. 目标导向循证护理在重症肺炎机械通气呼吸道管理中的应用效果观察 [J]. 中国临床新医学，2021，14（7）：713—716.

（王振俐）

第十一节　静脉血标本的护理管理策略

在疾病诊疗过程中，静脉血液含有丰富的病理信息，是临床常见的标本类型之一。静脉血标本是评估患者病情的重要依据，静脉血标本质量关系到检验结果的准确性，对判断患者病情进展程度及疾病治疗效果具有重要影响。不合格静脉血标本不仅影响医疗质量和医院运营效率，还可导致检测结果延迟，影响诊断与治疗，同时会增加护士工作量，增加患者痛苦，增加耗材使用，引发医疗纠纷等。

不合格静脉血标本是指静脉血标本质量无法满足检测要求，需要重新采集或做让步检验。让步检验是指在某些特殊情况下可考虑接受的情况，对难获得的标本或是急危重症患者的标本，即使不合格也还是要进行的检验。标本重检或让步检验均会延误医生诊疗，影响患者康复、治疗策略等。国内外研究报告显示，约70％的血液标本不合格发生在检验前阶段，因此，检验前质量指标尤为重要。而检验前涉及多个环节，包括患者准备，标本采集、储存和运输等。护士作为主要的标本采集人员，在标本采集过程中起关键作用。为保证标本的合格和有效性，提高医院静脉血标本合格率，金堂县第一人民医院成立了静脉血标本检验前质量与安全管理小组。

一、实施方法

（一）组织构建

建立安全管理小组。医务部负责总体质量监控和持续改进监督；护理部负责落实检验前过程质量指标持续改进；支持中心配送部负责标本运输；信息管理部负责优化 LIS，提供信息支持；检验科负责识别不合格静脉血标本并向临床反馈。

（二）静脉血标本不合格原因分析

针对静脉血标本不合格问题，安全管理小组经过深入剖析，发现原因主要包括以下几个方面：

1. 患者静脉穿刺难度较大，导致采集过程中易出现偏差。
2. 部分患者不配合，影响标本采集的顺利进行。
3. 护士在相关知识储备上存在不足，操作技能尚未达到熟练程度。
4. 在标本运输过程中发生损坏情况，影响标本质量。
5. 标本运送时间过长，可能导致标本性质改变。
6. 标本在运送过程中存在丢失的风险。

（三）静脉血标本不合格对策制定

1. 标本采集前准备：根据检验申请单打印条形码，条形码标签信息完整、准确、清晰，包括患者姓名、性别、年龄、科室、床号、住院号、申请医生姓名、申请日期、检验项目、标本类型，粘贴前选择正确容器，检查容器质量，按垂直方向将条形码粘贴于试管上，留出窗口观察血量情况。急诊标本应下急诊医嘱，并在采血管上粘贴急诊标识。

2. 标本采集前患者教育：标本采集前责任护士了解采集前患者的自身准备，包括患者配合程度、饮食要求、运动及情绪要求、特殊监测项目采血时间；根据标本类型，患者年龄、文化背景选择指导方式，如口头讲解、书面材料、视频等；责任护士向患者交代和解释采集标本的方法和步骤，消除患者疑虑和恐惧心理，要求患者配合护士进行准备，并规范患者采血前的个人行为。

3. 标本采集前技术培训：检验科制定检验指南，每个病区存放一份，供护士查阅。科室制订学习计划，利用晨间时间，安排不同护士晨读，时间不少于 10 分钟，晨读后抽问，加深护士印象，以达到共同学习、共同提高的目的。护理部制订培训方案，培训方案由"培训内容""考核目标""培训方法""评估模式"四部分组成。培训内容：采血前物品准备、穿刺静脉选择、止血带使用、标本采集流程及技术、特殊患者采血要求（输液、血液透析等）、突发情况及并发症的处理。考核目标：掌握采血量、采血顺序、采血管类型、穿刺静脉的选择、体位要求、止血带绑扎的位置时间、消毒方法时间、穿刺手法、特殊患者采血的部位、采血与输液的间隔时间、采血时并发症处理方法、晕厥的应急处理措施。培训方法：由护理骨干及检验技师主讲，根据不合格静脉血标本产生原因，对标专家共识、指南，制定课程内容，采取 PPT 理论讲授、案例分析、标准操作解读、应急演练、技能培训等。评估模式：课程培训结束后，利用在线问卷调查系统发放"血标本采集知识"进行测试，85 分以上为合格，不合格人员补考。护理部定期督查低年资护士及新进护士血标本采集情况，重点关注患者身份识别管理、血管评估与选择、标本采集顺序、止血带的使用、消毒剂充分待干、标本混匀方法、标本运送等内容，制定查检表，逐项检查，及时反馈，指出问题，提出整改意见。

4. 标本采集中质控：采集时对患者进行身份信息核查。空腹采血前患者应至少禁食 8 小时，以 12～14 小时为宜，但不宜超过 16 小时。应避免在输液时采血，如必须采集，应在输液的对侧肢体采血，并加以注明，尽量做到采血顺畅，一针见血，避免消毒酒精引起溶血。采血顺序：血培养瓶、柠檬酸钠抗凝采血管、血清采血管、肝素管、其他标本管等。抗凝血采血后应立即颠倒混匀采血管，混匀以颠倒 5～8 次为标准。

5. 标本转运：血液标本采集后应尽快送检，一些检测指标如凝血、血糖、总胆固醇、碱性磷酸酶、总胆红素等，对运输时间较敏感，运输时间超过规定要求会造成不合格标本。标本的转运应由经过培训的专人负责，护理部联合信息科对护士及运送人员进行智能标本转运管理系统理论和实操培训。智能标本转运管理系统由标本配送箱、微信小程序（医护端、物流转运端、实验室端）、综合管理云平台组成，综合管理云平台从 LIS 获取患者标本信息，护士通过小程序扫描装箱、提交申请，转运人员通过小程序扫描取件，扫码送达检验科，检验科工作人员使用小程序扫码签收标本箱，标本电子化全程交接，实时监控标本状态，实现标本可追溯。

6. 持续质量改进：护理部与检验科每季度组织不合格标本管理沟通会议，对质量指标监测中发现的问题及时反馈，进一步强调标本质量管理的重要性，不断提高医疗质量与安全。护理部每月对不合格标本数据进行整理，下发科室，科室针对问题，全科讨论，分析原因，重点监控，及时整改。护理部不定期下科督查护士静脉血标本采集过程，确保标本的准确性和可靠性，从而为患者的诊断和治疗提供有力的支持。

二、成效分析

利用在线问卷调查系统考核血标本采集知识，督查护士血标本采集流程，根据考核结果，护士的血标本采集知识水平及采集流程掌握率均有效提高。

通过标本采集前教育，与患者充分沟通，建立信任关系，提高患者满意度。

运用智能标本转运管理系统后，标本电子化全程交接，节约时间，实时监控标本状态，缩短标本检验周转时间。

综上所述，检验前质控是标本质控中的重要环节，是护理质量管理的重要组成部分。建立安全管理小组，有效降低不合格静脉血标本发生率，提高护士专业技能，提高患者满意度，缩短标本检验周转时间，保障患者医疗安全。

主要参考文献

[1] 中华医学会检验医学分会. 不合格静脉血标本管理中国专家共识 [J]. 中华检验医学杂志，2020，43（10）：956－963.

[2] 张杰，骆金铠，毛文平，等. 基于患者全息视图的静脉血标本检验前质量管理路径的构建与应用 [J]. 中国护理管理，2023，23（12）：1894－1898.

[3] 阚丽娟，张丽军，张秀明. 正确理解和应用 15 项临床检验质量控制指标 [J]. 检验医学，2022，37（10）：907－914.

[4] 张湛美，刘玉琳，唐方芳，等. 应用品管圈降低住院患儿静脉血标本溶血率的实践 [J]. 系统医学，2016，1（1）：1-3.

[5] 余先祥，杨娜娜，杜江，等. 不同采血方法及标本放置时间对血常规检测主要参数的影响探析 [J]. 包头医学院学报，2021，37（12）：11-13.

（石杨柳）

第十二节　急危重症患者院内转运中的风险防控

急危重症患者病情严重、病种复杂、病情变化较快，院内转运频率相对更高，存在诸多医疗安全隐患，转运的难度和风险更大。安全、高效的院内转运是确保急危重症患者得到及时、有效治疗的关键环节。

为了提高急危重症患者院内转运过程中的安全性和救治效率，金堂县第一人民医院采取了一系列科学、系统的风险防控措施，取得了较好的效果。

一、制度保障

制定了《急诊绿色通道管理制度》《急诊科急危重症抢救绿色通道的有关规定》《急诊患者收治入院及转运管理方案（试行）》《急危重症患者转运应急预案》等确保急危重症患者紧急救治及安全转运的系列规章制度，保障急危重症患者急救通道畅通。

二、规范化培训与考核

根据急危重症患者院内转运指南，明确不同病种和病情患者的转运标准和流程，重点对新入职、产假或病休离岗1个月及以上返岗的医护人员进行规范化培训，提高其急救胜任力。主要采取"线上+线下""理论+实操"相结合的方式进行培训：

1. 根据实时更新的急危重症患者救治相关指南、专家共识等，针对科内常见急危重症病种，采用"线上+线下"相结合的方式每月开展继续教育及考核。

2. 通过模拟急危重症患者转运的场景，让医生、护士及护送队人员熟悉转运流程和应急措施。

3. 根据急危重症患者救治中的薄弱点，有针对性地录制相关急救操作视频，并通过科室微信群进行线上培训，有利于医护人员反复观摩。

三、信息系统赋能

急危重症患者优先检查，在 HIS 中下达医嘱后，相应的检查在医技科室自动优先排序，优先检查。

监护仪、除颤仪等设备监测数据与 HIS 互通互联，患者基本信息、生命体征、意识情况等通过 HIS 直接传入患者病历端，接收科室接到即将转入电话通知时，即可通过 HIS 查看患者病历信息，实现"患者未到，信息先到"。

成功上线并运行了"扁鹊飞救""紫云智能医护版"等先进的信息化系统，实现了一键呼叫多学科综合治疗协作组的便捷操作，无论是会诊还是抢救，都能迅速集结相关专家团队，为患者提供全方位的医疗服务。通过引入智能化的信息系统和先进的技术手段，提高了创伤中心、胸痛中心、卒中中心的诊疗水平和救治效率，为患者提供了更加安全、高效、便捷的医疗服务。

四、转运环节管控

（一）转运前的风险防控

1. 充分评估转运风险：转运医生重点对急危重症患者神志、病情稳定性、基本生命体征等进行评估，告知患者或家属转运途中的风险，取得患者或家属的知情同意；转运护士提前与接收科室沟通，确定转运时间，依据患者病情分级选择合适的设备仪器、药品、物品及转运工具，并确定最佳转运路线。

2. 严格落实分级转运机制：分级转运将动态环境下的急诊资源进行快捷、高效的配置。依据患者生命体征、呼吸循环支持等内容进行综合分级（Ⅰ级、Ⅱ级、Ⅲ级和Ⅳ级），并依据分级标准配备相应转运人员及装备。这一过程旨在提高转运效率，降低患者在转运过程中的风险。

3. 转运前的物资准备：评估患者病情，准备足够的急救药品、急救物资及仪器，保证在转运过程中正常使用。

（二）转运中的风险防控

1. 生命体征的有效监测：在转运途中，医护人员密切关注患者的神志、生命体征变化等，及时发现并处理异常情况。对于可能出现呕吐、窒息等风险的患者，医护人员提前采取相关预防措施，如固定好患者体位，确保气道畅通。

2. 转运团队分工协作：转运医生担任急危重症患者转运过程中的指挥者，重点负责转运途中患者头部保护及气道管理；转运护士负责转运途中各类管道及循环的管理；护送队人员负责转运路径及安全管理；转运小组成员在转运期间团结协作，确保患者安全转运。若患者转运途中突发呼吸心搏骤停等情况，立刻启动基于急诊科的快速反应小组（Emergency Department－based Rapid Response Team，ED－RRT）进行现场紧急救治。

（三）转运后的风险防控

1. 做好交接记录：转运完成后，护送医护人员与接收科室的医护人员对急危重症患者的病情、治疗情况等进行详细交接。

2. 及时整理急救物品：及时、分类整理急救设备、急救物资、急救药品，进行环境终末消毒，让急诊诊疗区始终处于"备用状态"，确保每位急危重症患者获得安全、高效的救治。

五、取得成效

优化转运流程，强化风险预警机制，降低转运风险，为患者的生命安全提供了坚实的保障。

综上所述，急危重症患者院内转运是一项风险极高、专业要求极强的工作，不仅涉及患者生命安全，更是医疗服务质量的体现。医院构建的全面转运规程，涵盖了转运前的详尽评估、转运中的动态监测及应急事件的快速响应，打造了一个无缝、安全的转运体系。

主要参考文献

[1] 付婷婷. 手术室患者转运和交接的改进在手术室安全管理中的应用 [J]. 国际护理学杂志，2018，37（6）：832－835.

[2] 陈岚，郑寒，叶向红，等. 急诊患者院内转运的风险与影响因素研究 [J]. 中国护理管理，2018，18（9）：1249－1252.

[3] 刘茹，赵文婷，杜娟，等. 危重患者院内转运不良事件危险因素的 Meta 分析 [J]. 护理学杂志，2022，37（17）：31－35.

[4] 付小霞，李渴望，冯卯红，等. "成人危重患者转运指南（2019 版）"的评价与解读 [J]. 护理研究，2021，35（11）：1886－1891.

[5] 何永丽，靳绮，王小英，等. 医院危重症患者标准化院内安全转运体系的构建与实施效果 [J]. 中国初级卫生保健，2023，37（3）：92－94.

[6] Yanni E，Koterwas D，Tay ET. Emergency department－based rapid response team for hospital visitors, employees, and ambulatory clinic patients [J]. Am J Emerg Med，2021，45：615－622.

（陈 瑶）

第十三节　护理不良事件管理

护理不良事件是指在护理活动中，任何可能影响患者治疗、护理结果，非疾病本身造成的患者机体直接或间接不良影响或功能损害，增加患者的痛苦和负担，并可能引发护患纠纷的护理事件。随着医疗技术的不断进步和患者需求的日益提高，护理工作的复杂性和风险性也在逐渐增加。护理不良事件不仅影响患者的治疗效果和体验，还可能对医院的声誉和护士的职业生涯造成不良影响。因此，加强护理不良事件管理，提高护理质量，是医院护理管理工作的重要任务。金堂县第一人民医院护理部针对护理不良事件管理采取了一系列措施，旨在降低护理不良事件发生率，提升患者满意度和护理安全水平。

一、护理不良事件管理措施

（一）非惩罚性激励机制

鼓励护士主动、自愿报告护理不良事件，对于主动上报护理不良事件的科室或责任人，免于处罚。对主动发现并及时报告重要护理不良事件和隐患，避免严重不良后果发生的医护人员，以及对护理不良事件提出建设性意见的科室或个人，给予一定的奖励。

（二）目标管理

根据医院整体工作思路与计划，结合科室上一年度的护理不良事件发生率及科室的实际情况，制定详细且有针对性的目标管理措施。

1. 护士长目标管理责任书。深入分析医院和科室的工作目标，特别是与护理质量和患者安全相关的目标。通过回顾上一年度的护理不良事件数据，识别护理不良事件的高发区域和常见类型，明确本年度需要重点关注和改进的问题，制定护士长目标管理责任书。

2. 科室护理不良事件管理目标值。充分考虑科室的实际情况和能力，根据上一年度的护理不良事件发生率，结合科室的人力、物力等资源情况，制定合理的目标值。这些目标值应既具有挑战性又具有可行性，能够激励护士积极投入护理不良事件管理工作中。

（三）应急干预机制

每季度对各科室数据进行统计分析，护理部将收集各项指标与本季度全国、全省同级别医院进行对比，再与上一季度本院各项指标进行对比，关注监测数据是否在可控范围内，如数据超出可控范围，或一个科室同类型护理不良事件一季度连续发生 2 例及以上，护理部应进行干预。

1. 由资深护士长和护理专家组成专项团队，对连续发生的同类型护理不良事件进行深入剖析。通过详细查阅病例记录、询问涉事护士、回顾操作流程等方式，全面收集信息，运用根本原因分析法（RCA）等，从多个维度探究问题的根源和症结所在，准确地识别问题发生的根本原因。

2. 在找出问题根源后，制定一系列有针对性的改进措施。这些措施包括完善护理操作流程、提高护士对风险点的识别能力、加强患者安全教育和沟通等。每一项措施都明确具体的实施步骤、责任人、完成时限和预期效果，以确保改进措施的系统性和可操作性。

3. 指派专人负责跟进和监督。定期与涉事护理单元进行沟通，了解改进措施的执行情况，及时发现并解决执行过程中出现的问题。护理部加强对该护理单元的监督检查力度，通过定期巡查、随机抽查等方式，确保改进措施真正落到实处，取得实效。

（四）建立护理不良事件案例库

收集并整理典型的护理不良事件案例，构建一个全面而详尽的护理不良事件案例库，为护士提供一个丰富、全面且具有实践指导价值的学习平台，也为培训教育提供丰富的素材。在培训课程中，可以利用这些真实的案例来讲解理论知识，让护士更加直观地理解护理工作中的风险点和预防措施，提高培训教育的针对性和实效性，为提升护理质量和患者安全性奠定坚实基础。

二、护理不良事件管理成效

（一）提高上报积极性与护理质量

引入非惩罚性激励机制后，护士主动上报护理不良事件的积极性显著增强，不再因担心受罚而隐瞒问题。这种积极的反馈机制能及时发现并处理潜在风险，为改进护理措施提供宝贵依据，从而促进护理质量的不断提升。

（二）降低护理不良事件发生率与保障患者安全

通过实施目标管理和启动干预机制，护理不良事件的管理变得更加系统化和规范化。明确的目标和计划、有针对性的改进措施能显著降低护理不良事件发生率。同时，及时有效的应对措施可遏制护理不良事件的蔓延，确保患者的安全。

（三）提升护士专业素养与团队凝聚力

建立护理不良事件案例库，为护士提供宝贵的学习资源。学习真实案例，深入了解护理不良事件的成因和预防措施，提高护士专业素养和应对能力。这种积极的学习氛围也提升了整个护理团队的凝聚力。

综上所述，以上措施有效减少了护理不良事件的发生，提高了护理质量，保障了患者安全。医院应继续优化这些措施，不断提升护士的专业技术水平，为患者提供更加安全、高效的护理服务。

主要参考文献

[1] 张月宁，茹金霞，刘爽. 细节化管理理念对医院手术室护理质量与不良事件风险的影响 [J]. 临床医学工程，2024，31（6）：725-726.

[2] 杨妍. 早期预警分级结合预见性护理对急性脑卒中患者的呼吸心率、就诊期间护理不良事件发生率的影响 [J]. 现代养生，2024，24（11）：852-854.

[3] 张雅静，胡君霞，林桂芳，等. 基于护理信息平台的护理关键质控点干预对护理质量管理的影响 [J]. 现代医院，2024，24（5）：787-789.

[4] 姜璐. 大数据背景下医院护理安全风险管理与策略——评《护理安全管理：不良事件案例分析》[J]. 中国安全科学学报，2024，34（3）：252.

[5] 杨林. 护理安全量化管理在神经内科护理管理中对护理质量及不良事件的影响分析 [J]. 黑龙江医学，2023，47（18）：2293-2295.

（易建平）

第四章　护士培训与素质提升

第一节　多模式培训助力护士专业技能提升

护士作为医疗团队中不可或缺的一员，其素质和技能直接关系到患者的生命安全和医疗服务的质量。随着医疗技术的不断发展和医疗需求的不断变化，人们对护理专业技能提出了更高的要求。目前县级医院收治的患者，从病种来看大多是多发病和常见病，疑难病例和急危重症病例相对较少，故护士在实践中积累的经验有限，加之缺乏系统的培训和继续教育，护士在疑难病例、急危重症病例护理、风险评估等方面的能力稍显不足。因此，提升县级医院护士的救治能力显得尤为重要。金堂县第一人民医院采用多模式培训来提升护士专业技能，取得了一定效果。

一、线上培训

金堂县第一人民医院为全院医护人员提供丰富的网络学习资源，如数字图书馆、"华西云课堂"（四川大学华西医院远程教育平台）、金医精品课程（金堂县第一人民医院精品培训课程）等，使大家能够方便灵活地查阅文献、观看视频，不受时间和地点限制。

二、线下培训

护理部年初制订培训计划，拟定培训课程，培训内容包括专科知识、急危重症患者的急救理论与技能、护理操作、并发症预防及处理。护士根据时间和需求参与培训，参与一个课程的培训可以获得相应积分，不同层级护士每年要获得护理部要求的积分。

三、分层培训

根据护士的职责和能力，进行有针对性的培训。N0 和 N1 层级的主要目标是熟练掌握护理基本理论、基本知识、基本技能，并能与临床实践相结合，掌握常见病、多发病的临床表现、病情观察要点及常用急救技术，能在上级护士的指导下完成急危重症患者的抢救、护理工作；制订完整的护理计划，并按护理程序对患者实施整体护理；掌握健康教育知识及技巧，能对一般患者实施健康教育。N2 和 N3 层级的主要目标在 N0 和 N1 层级的基础上增加了具备指导下一级护士工作和学习的能力；熟悉急危重症患者的病情观察、抢救及护理技术；参与和指导疑难病例、急危重症病例护理会诊及分析，具有防范护理不良事件的能力；具有一定的课堂教学、临床带教能力及管理能力，积极撰写论文，具有一定的科研能力。N4 层级的主要目标在 N3 层级的基础上增加了具备一定的带教工作能力和护理管理能力；掌握护理质控标准、护理风险控制措施；具备指导和组织开展护理科研的能力；具有指导和培养下一级护士工作和学习的能力。护理管理者注重管理能力提升，专科护士强化专科知识培训，护理骨干重点培养急危重症处置能力，新入职护士接受规范化培训。

四、临床实践

临床工作中加强专科护士能力提升，达到同质化。科室根据专科疾病特点，制定每类疾病护理要点，包括疾病观察的要点、护理问题、护理措施，关注实验室指标和影像报告等，帮助低年资护士提升专科能力。

五、模拟训练

护理部和科室年初根据科室疾病特点或护理不良事件发生情况制订应急演练计划，至少一季度进行一次，通过模拟各种真实场景，提升护士在紧急情况下的应对能力和处置能力。

六、抢救病例讨论

抢救病例结束后 3 天内进行复盘演练，由科室护士长组织，邀请护理部或大科护士长参与，参与抢救护士还原抢救过程，大家针对患者病情发生变化时观察是否到位，采取措施是否及时、正确，急救药品、物品的准备是否齐全，医护间配合是否默契，护理文件书写是否严谨等进行讨论，总结护理工作中存在哪些问题、有何经验教训，最后护士长根据讨论内容进行总结，好的抢救经验在全院进行分享学习，以提高科室护士急危重症患者的处置能力，提升护士的专业技能。

七、继续教育

采取"走出去、请进来"的方法，鼓励护士参加院内外各类继续教育课程和学术研讨会，或邀请国家、省、市、县的专家来院授课、指导；选派护士到上级医院进修学习，外出学习后在全院分享所学的先进经验和理念，并要求其将新方法、新技术、新项目带回医院，开展创新性工作。

八、导师制度

对新入职轮转的护士（新入职 2 年内），科室安排经验丰富的护士担任导师，进行一对一的指导，带教内容包括基本理论、基本知识、基本技能、专科知识、护理文件书写、HIS 操作等。轮转护士出科考核成绩与带教老师的考核息息相关。

九、自我学习

医院提供专业书籍、在线资源、教学视频等，鼓励护士自主学习，不断提升自身专业技能。

综上所述，通过多模式培训，金堂县第一人民医院护士专业技能和综合素质得到了显著的提升，特别是在处理疑难抢救病例和风险评估方面展现出了卓越的能力。护士能够更为准确地评估患者的需求，制订个性化的护理方案，确保患者在住院期间获得最佳的照护。多模式培训有利于提高护士的专业水平和素质，促进护理队伍的建设，既是护理学科发展的需要，又可以为患者提供优质、安全的医疗服务，更好地服务于患者。

主要参考文献

[1] 韩利红，刘敏，彭秀儒. 多模式培训对新入职护士核心能力的效果评价 [J]. 卫生职业教育，2022，40（2）：94−95.

[2] 何奎筱. X 医院护理人员培训效果评估与优化研究 [D]. 重庆：重庆理工大学，2022.

[3] 汪文婷. 多学科诊疗模式的多元化培训在肿瘤科新入职护士培训中的应用 [J]. 中医药管理杂志，2020，28（17）：94−95.

[4] 李小娟. 呼吸内科护理人员规范化护理培训效果分析 [J]. 中国标准化，2024（10）：325−328.

[5] 韩佳轩. 护理风险防范培训在提高护士护理质量中的临床价值研究 [J].

婚育与健康，2023，29（22）：184－186.

（张　容）

第二节　晨间提问赋能护士成长

随着医院的持续发展和医疗专业的进一步细化，对护士的需求呈现出日益增长的趋势。护士在素质和专业能力上出现参差不齐的现象。鉴于此，提升护士的专业技能尤为重要。

由于护士工作繁忙且任务繁重，在护理知识的持续学习和更新上往往存在不足。此外，学历背景及工作经验各不相同，进一步加剧了护士在知识和技能方面的差异。更重要的是，由于种种因素，护士主动学习的积极性普遍较低。因此，可利用晨间提问来复习和评估护士日常积累的知识，使其再次巩固已学知识。晨间提问是指护士长每天利用晨会时间对科室护士进行集中提问，参会护士采取口述的方式现场回答。这一举措不仅能巩固基础知识，还能实现知识共享。金堂县第一人民医院利用晨会持续开展晨间提问，取得了一定的成效。

一、实施方法

（一）提问对象

科室所有护士，包括实习护士，重点对象为低年资护士。

（二）提问时间

提问时间及演练安排在早晨医护集体交班后，提问时间控制在 15 分钟内，不能影响正常护理工作。

（三）提问内容

提问内容包括专科知识、院感知识、应急预案、护理核心制度、科室患者病情涉及的新知识等。护士长每月提前制订好问题计划，护士自己进行学习资料收集、整理答案，从而达到学习的目的。

（四）提问过程

采取辩论式问答形式，护士长或高年资护士主持。参与者需对提出的问题结合自己的知识和经验进行辩论，使辩论更具针对性和互动性，促进参与者对当日提问知识的深入理解和掌握。重点对低年资护士进行提问，回答不完整时，由其他护士补充，再由高年资护士或护士长进行点评、总结。提问后，针对有争议的知识点向医生或科主任请教，于第二天晨会后分享，让护士加深记忆，全面掌握知识。

二、实施成效

（一）提高了护士学习积极性

每天坚持晨间提问，护士自己查资料、找答案，可转变护士的学习态度，使其养成自觉学习的习惯，同时激发护士的求知欲望、学习积极性，促进护士主动探索、学习。提问、回答的过程也为全科室护士提供了学习的机会，促进护士积极思考，使其更深入了解疾病护理相关知识。

（二）提高了护士业务能力

晨间提问促使护士学习，查找相关资料，使理论专业知识得以巩固，再将理论知识结合到临床护理实践中，提高了护士业务能力。

（三）提升了护士判断护理风险的能力

根据患者病情涉及的知识提问，这在思考提问的过程中加深了对专科疾病知识的理解，有效地提升了护士判断护理风险的能力，使其能够准确判断患者病情的变化，及时处理，提高护理质量。

（四）构建了和谐护患关系

通过晨间提问的方式，护士可以获得大量的疾病和相关的护理知识，并能运用自己的专业知识和患者及家属进行日常的护理工作交流，给他们解答疑惑，使患者及家属获得更多的疾病方面的知识，同时更易获得患者及家属的信赖和合作，从而为建立和谐的护患关系打下良好的基础。

（五）提升了护士预见性思维能力

预见性思维能力是护士利用现有知识、经验与手段对事物未来或未知状况做出预先判断，从而做好准备措施的能力。有预见性思维能力的护士在面对各类突发事件时可掌握主动权，为救治患者赢得宝贵时间。晨间提问可培养和提高护士的预见性思维能力，在一定程度上促进应激护理的规范化操作，确保护理服务的高效性和准确性。

（六）锻炼了护士思维与表达能力

提出问题后，由护士回答，护士不仅克服了胆怯心理，还提升了表达能力。这一过程也培养了护士独立思考和查阅资料的能力。

（七）发现和培养人才

在提问的过程中，可以了解护士的思维能力、工作态度等，从而开展有针对性的培养，合理发挥护士的长处，使其得到多元化发展。

综上所述，晨间提问能促进护士的思维发展，起到寓教于学、教学相长的作用，能提高护士综合素质，促进护理质量提升，值得县级医院推广应用。

主要参考文献

［1］刘春. 晨交班培养低年资护士临床思维能力的实践体会［J］. 临床合理用药杂志，2017，10（2）：158-159.

［2］万荣，谢清霞，袁小丽. 护理晨会"互动式"交接班的实践与效果分析［J］. 当代护士（上旬刊），2017（11）：178-180.

［3］夏瑶，陈洁. 改良晨间提问在规范日常护理质量管理中的应用［J］. 中国临床护理，2020，12（3）：248-250.

［4］周萍，夏丽娟，毛黄莉. 微课联合晨间提问及"问卷星"培训模式在护理人员理论培训中的应用［J］. 保健医学研究与实践，2023，20（7）：149-153.

［5］夏瑶，陈洁. 改良晨间提问在规范日常护理质量管理中的应用［J］. 中国临床护理，2020，12（3）：248-250.

［6］张永红，薛俊珍，黄波，等. 新式晨间交接班在护理质量管理中的应用［J］. 大家健康（学术版），2015，9（18）：278.

（张　利）

第三节　临床案例讨论结合 PBL 教学法在 ICU 实习护士带教中的应用

ICU 是实现重症患者集中救治，降低重症患者病死率的病房。ICU 患者通常以生命体征不稳定或者潜在不稳定，有一个或多个器官或系统功能障碍，危及生命或具有潜在高危因素为主要特征。此类患者较普通患者护理问题更多，护理质量要求更高，操作难度系数更大。ICU 聚集了医院内最先进的仪器设备（如呼吸机、CRRT 机等），对其使用、维护、保养的要求也相对较高。对于初到临床实习、缺乏实践经验的实习护士而言，ICU 知识技能复杂，难以理解掌握，传统教学方法难以取得理想的带教效果。

PBL（Problem-based Learning）教学法是一种以问题为基础，以学生为中心的教学方法，强调通过解决实际问题来促进学习。在临床护理教育中，PBL 教学法可以帮助实习护士将理论知识与实践相结合，提升实习护士的评判性思维和解决问题的能力，特别适用于 ICU 临床教学。2023 年，金堂县第一人民医院 ICU 将临床案例讨论结合 PBL 教学法引入实习护士临床教学。

一、临床案例讨论结合 PBL 教学法的总体要求

1. 带教老师根据实习护士基本情况制定教学目标，并根据该目标选择最佳教学方式。

2. 实习护士入科后带教老师确定实习护士人数并完成分组。

3. 根据实习护士的情况，选择合适的重症病例。在选择病例的过程中，遵循教学大纲及医院护理部教学要求，同时充分考虑临床实际情况，尽可能保证所选择的重症病例与其他专科有较高融合度，让实习护士可以将学到的知识运用于后期的实习工作，提高其他科对 ICU 出科实习护士的认可度。

二、临床案例讨论结合 PBL 教学法的具体实施过程

（一）问题设计

1. 在实习护士入科时，通过问卷调查了解其希望在 ICU 学习掌握的知识、技能。

2. 对新入 ICU 实习护士均进行入科理论操作摸底考试，了解实习护士对 ICU 基础知识和技能的掌握情况。

3. 依据问卷调查结果、入科理论操作摸底考试情况以及 ICU 的教学培养目标和要求，带教老师制订相关的教学计划、执行措施以及阶段考核目标，并结合 ICU 特殊病例资料，提出相关护理问题。

4. 带教老师在授课前 1 周告知实习护士相关学习要求，问题的设计难度循序渐进、由浅入深，注意知识点之间的联系和逻辑关系。

（二）成立学习合作小组

成立学习合作小组，每组 3 ~4 名实习护士，根据不同的学习问题、操作计划和模拟场景，实习护士可自由组合，小组成员根据学习任务进行讨论和分工。

（三）资料收集

1. 带教老师指导实习护士独立收集患者一般资料，如既往病史、体格检查等。

2. 对于第一次进入 ICU 的实习护士，带教老师需要按照设定病例特征，对相应的背景知识点进行详细解读，同时兼顾案例疾病相关治疗及护理前沿知

识讲解，包括相应疾病的发病机制、病理生理过程、临床具体表现以及治疗护理的重点内容等。

3. 带教老师全程引导实习护士进行问题探究，并指导实习护士正确查找、收集资料。实习护士通过查阅书籍、观看教学视频、检索文献、咨询带教老师等途径了解案例疾病相关知识及护理要点，初步完成患者护理方案设定。

（四）课堂讨论

1. 带教老师每周进行 1 次 PBL 教学授课。

2. 课堂上每位小组成员将个人设定的患者护理方案进行分享讨论，最终形成小组护理方案，并安排组内实习护士代表进行汇报。

3. 各组汇报结束后，带教老师组织实习护士将各组讨论结果汇总，分别对每个护理方案进行有效性分析，探讨各组护理方案存在差异的原因，引导实习护士通过深入分析，确定最佳护理方案。例如在确定肠外营养支持方法时，可引导实习护士分别阐述周围静脉营养法、中心静脉营养法的优缺点，鼓励实习护士运用循证或评判性思维结合该病例的特征，选定适宜的营养支持方案，以保障正确供给患者营养。

（五）情景模拟

1. 每周进行 1 次情景模拟授课，包括临床技能操作情景模拟和仪器设备使用情景模拟两个部分。

2. 进行临床技能操作情景模拟时，针对拟定案例中的问题，在示教室布置模拟场景。模拟前，带教老师引导实习护士独立设置场景，自行布置模拟场景所需的物品。实习护士自由结合分组，进行情景模拟演练。

3. 进行仪器设备使用情景模拟时，带教老师先组织实习护士观看视频，通过学习，掌握 ICU 护理操作所涉及仪器设备的使用方法、参数调节、基础清洁以及维护保养等相关知识，并在视频学习结束后进行常用仪器设备实践操作。带教老师观察实习护士的动手实践能力，了解实习护士对仪器设备相关知识掌握情况；对存在的问题进行点评，引导实习护士带着问题再次进行学习；鼓励提问，充分发挥实习护士的主观能动性。

（六）总结评价

实习护士课堂讨论及情景模拟结束后，先自评优缺点，再由其他组实习护士点评，由带教老师进行深入的分析和总结。带教老师对各环节中出现的问题及时给予纠正和指导，让实习护士认识到自己的优点和不足。重点点评急危重症病例护理要点的确定方法及制订护理方案的注意事项，以加深实习护士对急危重症病例护理相关知识的掌握度。此外，带教老师还可结合实习护士在课前资料收集、课堂讨论、情景模拟中的表现进行评价，表扬积极性高的实习护士，以提升其参与教学的积极性。

三、临床案例讨论结合 PBL 教学法的运用成效

1. 实习护士 ICU 理论知识水平、实践操作能力、仪器设备使用能力均显著提高。

2. 实习护士职业认同感、沟通能力、专业能力、自主学习能力及评判思维能力均显著提高。

3. 实习护士对 ICU 教学满意度显著提高。

4. 其他科护士对 ICU 出科实习护士带教效果认可度提高。

综上所述，将临床案例讨论结合 PBL 教学法运用于 ICU 临床护理教学，实现了教学创新，还原了实习护士的课堂主体地位，激发了实习护士的学习兴趣；同时，也提高了实习护士的自学能力，帮助其快速掌握 ICU 疾病相关知识与技能。在教学过程中，实习护士的沟通交流、应急处置等综合能力也有所提升，教学成效明显提高。

主要参考文献

[1] 蔡姣芝，肖舒静，杨敏菲，等. PBL 结合以案例为基础的教学法在中医院肿瘤科规培护士临床带教中的应用 [J]. 现代临床护理，2022，21（6）：54−58.

[2] 严香凤，曾小芬，韦佩燕，等. 微课与 PBL 教学法相结合在放疗科临床护理带教中的应用效果 [J]. 检验医学与临床，2021，18（24）：3633−3635.

[3] 周梦瑶，赵春善，宋艳. 我国实习护生 PBL 教学的研究热点及可视化分析 [J]. 卫生职业教育，2024，42（12）：157−160.

[4] 左霞，陈月莉，钱宏梅，等. PBL 教学法在急诊科实习护生带教中的应用研究 [J]. 中华养生保健，2024，42（1）：81−84.

[5] 郭欣. 以问题为导向（PBL）和循证护理相结合教学法对护理实习生评判性思维能力的影响 [C]//榆林市医学会. 全国医药研究论坛论文集，2023.

[6] 韩慧，樊朝凤，付苏，等. PBL 结合案例分析教学法在神经外科线上实习教学中的应用 [J]. 中国继续医学教育，2021，13（33）：33−37.

（李　佳）

第四节 多元化教学保障实习护士"针尖"上的安全

针刺伤是指由注射针头、穿刺针、缝合针等医疗锐器造成医护人员的皮肤深层破溃或出血。护士是发生针刺伤的高危群体。近年来，随着疾病流行风险日益增加，针刺伤暴露风险伴随诊疗活动全过程，易引起血源性疾病的传播，对医护人员身心健康产生不良影响，甚至使其产生恐惧、焦虑、抑郁等负面情绪。实习护士作为护理行业的新生力量，由于其操作技能和职业防护意识相对不足，更容易成为针刺伤的高发人群。因此，实习护士针刺伤问题是一个不容忽视的职业安全问题。

多元化教学是多种教学方式的联合运用，在现代教育体系中扮演着重要角色。它不仅能够激发学生的学习兴趣，还能适应不同学习风格，在培养综合技能、增强创新能力、提高教学效果、促进学生全面发展和拓宽教育视野等方面都具有重要作用。在预防实习护士针刺伤的专项培训中，金堂县第一人民医院采用了导学式、研讨式、参与式、情景式多元化教学法，有目的、有计划、有组织地引导实习护士掌握知识和技能，预防针刺伤发生。

一、多元化教学预防实习护士针刺伤的实施方法

（一）制订防针刺伤专项培训计划

1. 通过 5W2H（What、Why、Who、When、Where，How、How much）原则制订防针刺伤专项培训计划，对培训内容、培训方式、培训时间、培训地点、负责人、培训目标等做具体安排。

2. 将防针刺伤相关知识纳入实习护士学习清单，带教老师、实习护士完成后，双向确认并签字。护士长、总带教老师开展日常督查，查看完成情况。

（二）巧用导学式教学法，增强实习护士职业防护意识

接收实习护士后开展专题讲座，通过真实案例展示针刺伤的严重性、危害性，教导实习护士在临床实践中的自我保护策略，使实习护士充分认识、重视针刺伤，在实际操作中不存有侥幸心理。在进入临床学习后，通过一对一带教，继续强化防护概念，带教老师在实际操作中以身作则，引导实习护士养成良好的职业习惯与职业防护意识。

（三）巧用研讨式教学法，细化、具体化、标准化教学内容

不断完善针刺伤教学课件，针对针刺伤制定具体教学内容。根据现存问

题、易发生针刺伤环节制定预防针刺伤的 PPT，内容包括规范的操作规程及正确处理锐器的方法，并将正确和错误演示进行对比等，运用图、文、视、音的方式，让实习护士更好地理解所学内容及操作概念，提高学习效果。

（四）巧用参与式教学法，教与学互动，加深实习护士学习记忆

在教学过程中，将原来单向输出教学方式变为师生互动方式。积极营造一种轻松、开放的学习氛围，鼓励实习护士参与讨论、提问和分享观点。在教学过程中，及时给予实习护士反馈，指出他们的优点和不足，帮助他们改进，并及时对实习护士的学习成果进行总结和归纳，帮助他们巩固所学知识，激发其学习兴趣和主动性。

（五）巧用情景式教学法，让实习护士身临其境

根据真实案例，再现针刺伤情景现场；利用医用模拟人，提供高度仿真的教学环境，积极引导实习护士进行角色扮演、模拟操作、考核等活动，并在演练过程中以解决问题为导向，引导实习护士思考、讨论、提出解决办法，让实习护士在实践中学习和体验知识。

二、多元化教学预防实习护士针刺伤的效果评价

（一）实习护士知识掌握率提高

利用在线问卷调查系统考核实习护士职业防护相关知识，根据实习护士的临床实践表现进行综合评价。实习护士防护意识及知识掌握率均得到有效提高，针刺伤专项培训效果显著。

（二）带教满意度提升

详细的培训计划、丰富的培训内容及多元化的教学方式，使临床带教老师有目标、有方向、有教学成就感，使实习护士在掌握知识的同时有参与感、获得感。带教老师及实习护士的满意度均提高。

（三）针刺伤发生率降低

自各项措施落实后，实习护士针刺伤发生率下降 75％。提高实习护士对针刺伤风险因素的认识及防范意识，能显著降低实习护士针刺伤发生率。丰富的专项教学内容、多元化的教学方式能使实习护士更好地掌握知识与技能，并运用于临床实践中。

综上所述，随着医疗技术的不断发展和医疗管理水平的不断提高，实习护士的职业防护问题将得到越来越多的关注。医院应通过不断完善、优化带教形式，提升护理带教能力，不断提高护理器材的安全性能，降低实习护士针刺伤

的风险，保护实习护士的身心健康，促进护理行业的可持续发展。

主要参考文献

[1] 王芳，李阳洋，杜婕，等. 医院护理人员针刺伤现状及对策研究 [J]. 成都医学院学报，2024，19（1）：116−120.

[2] 吕建峰，贾丽燕，王清秀，等. 2014—2020 年某三甲医院医务人员血源性职业暴露特点及防控费用 [J]. 中华医院感染学杂志，2022，32（8）：1243−1247.

[3] 李映兰，杨海帆，高慧敏，等. 护士职业暴露风险防控研究进展 [J]. 中国护理管理，2023，23（1）：1−5.

[4] 孙建，徐华，顾安曼，等. 中国医务人员职业暴露与防护工作的调查分析 [J]. 中国感染控制杂志，2016，15（9）：681−685.

[5] 林秀云，唐雪丽. 多元化带教在护理实习生临床护理能力培养中的应用分析 [J]. 世界最新医学信息文摘，2020，20（73）：231−232.

[6] 文静. 临床护理教学方法研究进展 [J]. 人文之友，2019（10）：139.

[7] 宋蕾，姜文彬，单信芝，等. 基于柯式模型的情景模拟教学在针刺伤防护中的应用 [J]. 中华医学教育探索杂志，2021，20（4）：478−484.

（张　慧）

第五节　加强护士长管理能力培养

护士长作为医院护理团队的领导者和管理者，其管理能力在塑造医院护理队伍以及保证护理工作质量方面发挥着至关重要的作用。护士长团队的素质、管理能力、工作方法、业务水平、创新执行力、凝聚力是医院医疗工作正常高效进行的重要保障。护士长的综合素质及能力会影响科室医疗质量、护理质量、经济成本、患者满意度、护理人才成长速度、护士的稳定性及职业热情，以及科室医护合作。因此，医院对护士长能力提出了更高的要求，不仅涉及提升组织协调、领导和决策能力，还包括加强团队建设和人员培养以及优化护理流程和质量管理等能力。

为了全面提升医院护士长的管理能力，确保他们在护理领域具备卓越的领导才能，金堂县第一人民医院在护士长的选拔、培养与管理方面采取了以下措施。

一、护士长选拔

一名合格的护士长是典型的复合型人才，既需要具备管理能力，也需要具备专科业务能力，故选拔时注重人选的综合素质及能力，从职业态度、理论知识与技能、管理潜质与水平、管理成效与发展等方面综合考量。为了选拔出合格的护士长，医院制定好聘任条件在全院公开选拔，使选拔出的护士长在大家的心目中是具备条件、以公开合理的形式走上护士长岗位的。

二、医院管理者关怀

医院管理者随时给予护士长关怀与援助。护士长在繁忙复杂的临床工作中会遇到各种问题，如科室的一些护理不良事件或团队内部不和谐事情。医院管理者及护理部及时掌握各科室护士长的工作情况及需要，及时指导调整。在护士长上任之初，为了表示对其工作的认可与重视，院长、业务院长、人力资源部负责人、护理部负责人一同到科室宣读聘任文件，并强调团队合作的重要性，鼓励大家携手共进，共同营造和谐的工作氛围。这一举措不仅为护士长树立了权威，也为其日后管理工作的开展提供了强有力的支持。此外，科主任与护士长作为科室的两位核心人物，他们的关系对科室的整体发展具有深远的影响。因此，在安排护士长岗位时，应充分征求科主任和护士长的意见，确保双方能够达成共识，为日后的医护合作奠定坚实的基础。这样不仅有利于科室内部的和谐稳定，也能够推动医疗工作不断进步。

三、护士长培养

（一）拓宽视野，提升素质

为了全面提升护士长的专业素养和管理能力，医院为护士长提供多渠道的学习机会，采取"走出去、请进来"的学习方法，既鼓励护士长主动参与各类护理学术会议和培训班，汲取最新的护理理念和技术，又选派优秀护士长前往上级医院深造，进行实地跟班学习，以获取更为丰富的实践经验。医院还可以特邀国家级护理专家和学者来院授课，进行现场指导，确保护士长能够第一时间接触到护理学科和护理管理领域的前沿知识。这一系列的举措不仅可拓宽护士长的视野，丰富他们的知识储备，也可显著提升他们的综合素质和管理能力。

（二）提升护士长质量管理能力

护理部每月安排3~4名护士长参加全院护理质量检查，让护士长明确工作职责，熟练掌握各项质控标准，能够有效地指导各临床科室，促进院内各科之间相互学习交流，提高护士长质量管理能力。

（三）激发团队潜力，提升凝聚力

护理部举办各种业务竞赛，充分调动护理团队的积极性，鼓励护士长组织护士积极参与，利用情感激励因素，将其转化为推动护理工作的动力，增强全体护士的凝聚力和集体荣誉感，推动优质护理服务的发展，确保护理措施有效落实。

（四）提高护士长"过程预控"能力

为了使护士长护理质控从传统的终末质控向"过程、环节"质控转变，使一些偏差消除在萌芽状态，要求护士长在"过程预控"中要掌握几个重点：①重点护士，包括工作能力较弱的护士、入科时间不长的护士、工作中易出现缺陷的护士、进修护士、实习护士等。②重点患者，包括急危重症患者，大手术及特殊检查、特殊治疗的患者，有纠纷苗头的患者，特殊背景的患者等。③重点环节，晨晚间护理，各班交接班时间，午间、晚间护士较少时以及节假日。④特殊治疗和操作，针对科室特点找出自己科室内的特殊治疗和操作，护士长要多重点管理。针对这些重点工作，护士长要有的放矢地跟班去控制，发现问题及时纠正，并把工作中的不安全因素消除掉，举一反三，利用晨会或交接班时强调，让其他护士知晓，避免犯类似错误。要求护士长在工作中做到"五清楚"：清楚科室人员结构、清楚单位工作量、清楚病房效益与效率、清楚目前存在问题、清楚现存工作任务。护士长应确保年度有目标、季度有计划、月月有重点、周周有安排，从而提高解决实际问题的能力。

（五）发挥优秀护士长的带教示范作用

护理部连续多年举办护理管理培训班和沟通交流会，每月邀请2名护士长进行科室先进工作经验交流，促进护士长之间的互相学习和取长补短，同时也锻炼护士长的沟通表达能力，不断提升护士长的管理能力。

四、建立和完善护士长考核机制

医院建立和完善护士长考核机制，包括护士长月考核和年终考核机制。强化护士长目标管理，将月考核与年终考核相结合、将护理质量与护士长考核指标相融合，严格执行各项考核标准，以持续改进为宗旨，确保考核结果与奖惩、任用机制紧密挂钩。每年评出优秀护士长，以激励护士长争优创先；连续三年考核后三名的护士长将重新竞聘上岗。

综上所述，护士长管理能力的培养与实践是提高整个护理团队质量和效率

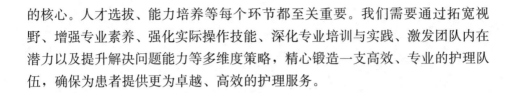

的核心。人才选拔、能力培养等每个环节都至关重要。我们需要通过拓宽视野、增强专业素养、强化实际操作技能、深化专业培训与实践、激发团队内在潜力以及提升解决问题能力等多维度策略，精心锻造一支高效、专业的护理队伍，确保为患者提供更为卓越、高效的护理服务。

主要参考文献

[1] 薛敏霞. 对护士长进行情境领导理论培训在提高其护理管理能力方面的效果探究 [J]. 当代医药论丛，2019，17（3）：275-277.

[2] 王冰冰. 护理管理人员的岗位培训现状及培训期望研究 [J]. 中国卫生产业，2019，16（2）：37-38.

[3] 杨丽，关玉珠，高祝英，等. 护理联盟地县级医院护士长管理能力培训的效果 [J]. 护理学杂志，2022，37（5）：42-45.

[4] 黄艳，冯文萍. 关于提升护士长管理能力的对策与建议 [J]. 兵团医学，2020，18（2）：81-82.

[5] 史晓芬，张海燕，胡文玉，等. 新形势下基层医疗机构护士长管理能力培训需求调查 [J]. 江苏卫生事业管理，2019，30（9）：1111-1113.

（张　容）

第五章　护理品牌文化建设

第一节　护理团队文化建设实践

团队文化是团队成员在长期互相协助、完成任务的过程中形成的共同价值观、工作形式、行为准则的集合体。护理团队文化建设是团队凝聚力形成的重要原因，使团队文化成为护士共同的工作方式和行为准则，对于提高护士的核心竞争力以及患者的就医体验和优化医院的品牌形象息息相关。随着医疗行业的飞速发展，患者需求多元化，护理团队文化建设已成为护理管理者的重要工作内容。金堂县第一人民医院一直秉承"情重技精、求实创新"的院训，始终坚持以患者为中心，以人为本，强调团队协作、精益求精、持续创新等价值观，将院训诠释成医院文化，作为全院医护人员的行为准则与价值导向。

一、护理团队文化建设实践方法

（一）精炼护理专业技能，锻造专业护理队伍

1. 为确保护士队伍的专业素养和操作技能得到全面提升，实施分层级培训制度。护士的理论知识及操作技能培训均依照三级管理培训模式进行，即院级、片区、科室三级。

2. 护理部作为培训的组织者，每月定期开展业务知识、核心制度培训以及应急演练等活动，确保护士能够不断更新专业知识，提升应对突发情况的能力。

3. 内科片区、外科片区、综合片区根据各片区的专业特点，每月组织相应的专科知识培训，旨在深化护士对专科领域知识的理解和掌握。

4. 在各护理单元内部，每月进行科内专科知识培训，以强化护士在实际工作中的应用能力和操作技能。为确保培训效果，每次培训结束后进行相应的考核，以检验护士的学习成果。

5. 为持续提升护理质量，护理部每月进行护理质量检查，对检查结果进行全面分析，并提出有针对性的改进建议。护理部将检查结果和改进建议等通过 OA 系统向全院护士进行反馈，以促进全院护士的共同进步和成长。

（二）培育护患共情意识，构建和谐护患关系

1. 定期组织护士进行护患沟通、护患共情知识培训，提升护士的沟通技巧与共情能力。

2. 在接诊患者的过程中，护士需保持热情友好的态度，主动询问患者需求，耐心认真倾听患者的诉求，积极解答患者的疑问等，让患者感受到温暖和专业的护理服务。

3. 优化护理服务流程，将护士工作站前移至病房内，以便在患者需要时能够迅速响应。当患者及家属有咨询需求时，护士将优先处理，以耐心且细致的态度与患者及家属进行沟通交流，增强患者及家属的满意度和信任感。

4. 组织护士学习患者隐私保护制度，提高护士对患者隐私信息的保护意识，并严格遵守护理职业道德和医院保密规定，在公共场合、网络社交平台不泄露或讨论患者的隐私信息。

5. 各护理单元应定期组织召开护患沟通会议，举办"患者体验日"等主题活动，深入了解和掌握患者的实际需求与宝贵建议。不断优化护理流程，进一步提升护理服务质量，持续改善患者的就医体验，为患者提供温馨、舒适、高效的医护服务。

（三）打造护理团队文化，凝聚护理力量

1. 为确保上下级之间沟通渠道畅通无阻，特设立院领导接待日。这项举措旨在为广大护士提供一个与院领导直接沟通交流的平台，以促进信息的有效传递与问题的及时解决。

2. 为确保对护士状态的全面了解与有效引导，科护士长需确保每月至少与科内护士进行一次深度的沟通交流，深入了解护士的思想动态及近期的工作生活情况，全面把握护士的工作状态，提供必要的指导与支持。构建一个积极向上、团结协作的工作氛围，促进科室护理工作的顺利开展与持续提升。

3. 每年评选优秀护士长、最美护士、优秀带教老师、护理服务明星等，以表彰先进，弘扬正面的工作作风。激励护理团队持续发挥榜样作用，营造积极进取、不断进步的团队氛围，使每位护士感受到榜样的力量，共同推动护理工作的不断进步。

4. 以护士节、妇女节等节日活动为契机，开展护士绘画、书法、手工、

摄影展等丰富多彩的活动，展现护士的良好精神风貌，增强护士的获得感与荣誉感，进而增加护士对护理团队文化的感知力。

5. 关注年轻护士的心理需求，组织新入职护士拓展训练、谈心谈话、联谊等活动。通过拓展训练活动，帮助新入职护士增强团队合作意识，提升归属感；谈心谈话活动侧重于深入了解每位护士的内心世界，倾听护士的心声，提供必要的心理支持；联谊活动利用轻松愉快的氛围，促进新入职护士之间的交流互动，增强团队凝聚力。

6. 支持护士的创新精神，积极为护士搭建展示护理创新成果的平台。鼓励护士积极参与院内外的各类创新案例评选活动，推动护理创新工作的深入开展，进一步提升护理服务质量与效率。

（四）内修素养强底蕴，持续提升铸专业

1. 构建完善的临床数据库、知识库以及知识素材库，为全院护士提供便捷的资料查阅服务。同时根据护士的意见和建议采购各类书籍，确保每位护士能随时拥有一本正在精读的著作。各科室设立阅读角，制定阅读清单，鼓励护士利用业余时间学习，不断提升个人素养，定期举办读书分享会，营造浓厚的学习氛围，助力护士在礼仪、沟通、美学、伦理等多个方面实现全面自我能力提升。

2. 提供广阔的职业发展空间与前景，如举办护理学术活动，邀请国内、省内护理专家授课，让护士能够深入学习并掌握最前沿的护理知识。通过这些活动，搭建护士与护理专家的沟通桥梁，促进双方之间的深入交流与合作，为护士的职业发展创造更多可能。每年选派护士到全国十强医院进修学习，学习和借鉴同行的先进经验和做法，拓宽视野，提高护士专业水平。

（五）塑造护士形象，提升品牌建设

根据"内练素质，外塑形象"的护理形象建设理念，对护士的仪容仪表、言谈举止等方面实施精细化管理。制定相关规范，明确护士着装、妆容、语言及举止等方面的具体要求与行为规范，定期邀请专业礼仪培训机构对全院护士进行美学、礼仪、沟通技巧等方面的系统化培训，提升护士的职业素养与形象。护理部深入了解护士对护士服的实际需求，根据反馈，设计并定制符合职业规范的护士服，确保每年至少发放四套新护士服，满足护士日常工作需要。同时，为了提升护士的职业形象与风采，医院特别定制正装，明确要求护士在外出参加会议等重要场合时统一穿着，以展现护士的良好专业素养和精神风貌。

二、护理团队文化建设实施成效

护理团队文化已深入人心、融入实践，悬于墙、铭于心、落于地，有效促进了护理服务质量的显著提升，极大地改善了患者的就医体验，为医院品牌形象的塑造贡献了积极力量。团队、科室、个人发展实现深度融合，凝心聚力、同频共振，共同推动护理学科高质量发展，充分展现新质生产力的文化价值，为医院的长远发展奠定坚实基础。

主要参考文献

[1] 薛继东. 团队文化的界定及其研究进展 [J]. 中国市场，2011 (13)：163-165.

[2] 吴欣娟，朱晨，焦静. 磁性医院理念：创造优质的护理执业环境 [J]. 护理管理杂志，2019，19 (5)：305-308.

[3] 李萍，张宝喜，张娜. 优质护理服务对卫生院品牌建设的推动作用 [J]. 中国农村卫生，2023，15 (9)：28-32.

[4] 马俊杰，王硕，魏玉莲，等. 职场精神力在低年资护士双元工作压力与主动创新行为间的中介效应分析 [J]. 护理学报，2023，30 (3)：68-73.

[5] 蒋纹. 护士礼仪文化在护理工作中的作用 [J]. 健康必读，2020 (26)：115-120.

（罗春霞）

第二节　南丁格尔志愿护理服务活动

南丁格尔志愿护理服务活动指的是由医疗卫生机构或社会组织开展的志愿服务项目，旨在弘扬南丁格尔等护理先驱的人道主义精神，通过志愿者的参与为患者提供关爱、支持和帮助，提升医疗服务质量，促进医患沟通，传递正能量，树立医疗卫生机构的社会责任形象。

为持续弘扬南丁格尔精神和"人道、博爱、奉献"的红十字精神，第188支南丁格尔志愿护理服务分队（金堂县第一人民医院南丁格尔志愿护理服务队）于2017年3月成立。

一、项目实施方案

金堂县第一人民医院南丁格尔志愿护理服务队办公室设在护理部，专人负责，每年年初根据疾病日、重大活动等制订南丁格尔活动开展计划。

（一）宣传动员

要体现专业的护理志愿服务内涵，必须依靠广大护士的加入和积极配合。在岗前培训阶段，医院会向每年新入职的护士积极宣传其南丁格尔志愿护理服务队，并热情邀请他们加入和积极参与。

（二）延伸护理服务

志愿者的参与和协助，为患者提供更全面、细致的护理服务。这种志愿服务不仅关注患者的生理健康需求，还注重患者的心理健康和社会支持，提供温暖、关爱和陪伴。南丁格尔志愿护理服务延伸了传统护理服务的范畴，强调人文关怀和综合性护理，使医疗工作更贴近患者需求，提高医疗服务的质量和水平。

（三）健康知识科普

向患者提供健康知识科普服务，帮助他们更全面地了解疾病预防、生活保健和就医常识等，引导他们养成健康的生活方式和行为习惯。这种健康知识科普不仅能够提高患者的健康认知水平，还能增强他们的自我保健意识，促进整体健康素养的提升。

（四）义诊服务

义诊服务作为南丁格尔志愿护理服务活动的重要组成部分，旨在为社区居民提供免费医疗服务和健康咨询，包括测量生命体征、解答健康问题、推广健康知识、引导居民养成健康生活方式。志愿者通过深入社区直接为群众提供服务，了解他们的健康需求并提供个性化健康指导，不仅可帮助群众及时了解自身健康状况，还可提升医疗卫生机构和志愿者的社会声誉，增进与社区的联系，促进全民健康素养和医疗卫生水平的提高。

（五）关心关爱老年人

定期探访、陪伴老年人，帮助他们解决生活中的实际问题，提供情感支持和关怀，是南丁格尔志愿护理服务中的重要工作。志愿者的陪伴和关怀可以让老年人感受到社会的温暖和关爱，缓解他们的孤独和抑郁情绪，同时关爱老年人的工作不仅能够提升社区居民对老年人的尊重和关注度，也能增强社区内部的凝聚力和互助精神。志愿者与老年人之间的互动有助于建立起紧密的联系，形成一个相互关爱、共同发展的社区环境，为社区营造出温馨和谐的氛围。

（六）急诊急救技能培训

专业培训让志愿者掌握心肺复苏、止血包扎、骨折固定等急救技能，使他们能在紧急情况下迅速提供急救服务，帮助受伤者获得及时救助，从而有效减少事故伤亡和疾病恶化的风险，保护受伤者的生命安全，并为他们争取更多的生存机会。急诊急救技能培训不仅可提升志愿者的急救水平和应急能力，还可将这些至关重要的生命救助技能传播给更多人。这不仅有助于增强社会公众的生命安全意识，减少突发事件造成的伤害，而且可体现南丁格尔志愿护理服务的积极意义。经过培训的志愿者能够在紧急情况下迅速响应，为社区居民提供及时有效的紧急救助，从而提高整个社区的安全性和自救互救能力。

二、项目成效

金堂县第一人民医院南丁格尔志愿护理服务队秉承"志愿播撒爱心，奉献凝聚真情"的服务理念，立足新时代，展现新作为，在中国南丁格尔志愿护理服务总队及医院党政班子的坚定领导和有力支持下，用高度的实干精神和创新精神，连续多年开展南丁格尔志愿护理服务活动，服务覆盖数万名群众，显著提升了群众的健康体验感和幸福感，同时也强化了护士群体的专业价值和职业形象。这一行动不仅为健康中国行动在基层的实践探索了有效的实施路径，更收获了广泛的社会认可与好评。

主要参考文献

[1] 周晓露，古晓莉. 探讨南丁格尔志愿护理服务模式在区县医院延伸护理中的应用 [J]. 自我保健，2021（12）：156−157.

[2] 陈玉华，丁彩云，蒋芙蓉，等. 护理专业南丁格尔志愿者服务品牌构建与应用 [J]. 医药高职教育与现代护理，2020，3（1）：4−8.

[3] 奉献友爱互助进步——记上海市红十字南丁格尔志愿护理服务队 [J]. 上海护理，2020，20（1）：69.

[4] 陈梅，刘光碧，陈怡欢，等. 南丁格尔志愿护理"六进"助力"健康中国行动"基层实践与思考 [J]. 现代医药卫生，2022，38（1）：161−164.

[5] 谢菲菲. "南丁格尔＋时代"下护理联合体的建设与实践 [J]. 中医药管理杂志，2021，29（6）：84−85.

（王　勤）

第三节　县级医疗卫生机构专科护士管理

专科护士（Nurse Specialist）是指在某一特殊或者专门的护理领域具有较高水平和专长的专家型临床护士。《全国护理事业发展规划（2016—2020 年）》明确指出将加强护士队伍建设作为护理事业发展的主要任务之一，并提出要优先选择部分临床急需、相对成熟的专科护理领域，逐步发展专科护士队伍，提高专科护理水平。随着护理学科的发展，专业领域不断细化，专科护士的需求量逐渐增加，全国各地陆续开展不同形式的专科护士培训，培训领域逐渐增多，培训人数逐年递增。

自 2011 年起，金堂县第一人民医院护理部制订专科护士培训计划，并逐步完善专科护士培养体系与架构，设置专科护士三级考核体系，通过考核，逐步构建专科护士同质化管理标准。各护理专科小组通过开展专科护理查房、护理会诊、参加护理疑难病例讨论等，打破科室界限和传统壁垒，协助临床科室解决诸多护理难题，得到患者的高度认可。迄今为止，培养了重症监护护理专科护士、手术室专科护士、新生儿专科护士、急诊专科护士、肿瘤护理专科护士、血液净化专科护士、康复专科护士、伤口造口专科护士、静脉治疗专科护士、糖尿病专科护士、母婴同室专科护士、骨科专科护士、助产专科护士、心血管专科护士、神经外科专科护士、神经内科专科护士、呼吸慢病管理专科护士、老年专科护士等。

一、护理专科门诊介绍

1. PICC 护理专科门诊：主要承担院内经外周静脉穿刺中心静脉导管（PICC）置管与维护、输液港（PORT）导管维护及并发症处理，在全县范围内开展首例传统 PICC 置管、超声引导改良型赛丁格技术、静脉输液港植入术、心电（ECG）定位超声引导下 PICC 置管。

2. 伤口造口护理专科门诊：针对难治性伤口、造口、失禁性皮炎，提供专业的护理、治疗及指导。

3. 糖尿病护理专科门诊：为糖尿病患者提供个体化饮食、药物指导。开设教育大课堂，制作不同热量饮食卡片，教育门诊为患者制定个性化饮食处方，建立微信群，做好延续护理；组织医院糖尿病专科护理管理小组对全院住院患者提供糖尿病相关知识培训，监测全院血糖检测方法规范落实情况等。

4. 呼吸慢病护理门诊：开展慢性阻塞性肺疾病、慢性支气管炎、间质性肺纤维化等呼吸系统疾病早期预防与治疗，以及呼吸系统疾病自我管理宣教；合理利用赛客新肺功能仪进行呼吸训练（胸式呼吸、腹式呼吸、缩唇呼吸等）、呼吸操、柔韧性训练、有氧运动等；录制吸入制剂使用视频，提高患者吸入制剂的正确使用率。

5. 心血管慢病管理医护联合门诊：采用医护一体化协作工作模式，以心血管疾病术后患者的健康行为改变为特色，依托胸痛中心管理模式，深化心血管特色优质护理服务，开展特色化360°健康教育，指导患者掌握心血管疾病的居家护理技能，拓展从医院到家庭的连续服务。

二、专科护理会诊

护理部制定了详尽的护理会诊工作制度，明确了会诊人员的选拔标准和准入条件。积极组织并开展了全院范围内的专科护士能力评估活动，以选拔出专业能力突出的护士作为会诊专家。在会诊过程中，专科护士将依据患者的具体病情，提供专业的指导和建议，协助责任护士为患者制订个性化的护理计划。同时，为确保护理效果，医院实施个案追踪，对护理效果进行客观评价。近年来，医院专科护士的影响力逐渐增大，不仅在本院得到了广泛认可，还多次受邀到县域内其他医院开展护理专科会诊和护理指导，成功解决了许多外院患者面临的专科护理难题。

三、规范专科操作流程及制定专科指引

各专业专科护士在工作中均不断规范及完善各专科的各种操作流程，根据中华护理学会公布的各项团体标准，规范院内各项操作。如糖尿病专科护士协助规范指尖血糖的监测、胰岛素注射操作，静脉治疗专科护士协助规范静脉留置针的操作，老年专科护士协助规范卒中后吞咽困难患者吞咽功能测试及锻炼的操作等，对规范院内护理操作技术、提高护士的护理技能、促进全院护士的同质化管理起到了积极作用。

综上所述，专科护士在我国是一种新的职业。金堂县第一人民医院护理部加强专科护理体系建设及逐步规范专科护士考评机制等，为专科护士提供了发展平台，医院专科护士的工作积极性有了极大的提高，他们积极参与到医院各临床专科工作中，发挥各自的专长，工作成效逐年提升，职业荣誉感稳步提升。

主要参考文献

［1］黄玉婷. 专科护士的现状分析和展望［J］. 当代护士（下旬刊），2017
（11）：16−18.

［2］国家卫生和计划生育委员会. 全国护理事业发展规划（2016—2020 年）
［J］. 中国护理管理，2017，17（1）：1−5.

［3］滕莉，徐苗苗，肖月平，等. 专科护士主导的综合护理门诊的建立与实践
［J］. 护理学报，2023，30（16）：37−40.

［4］王秀霞，季彩芳. 精神科专科护士院内护理会诊模式的优化及效果评价
［J］. 护士进修杂志，2020，35（3）：262−264.

［5］丁炎明，吴欣娟，田君叶，等. 我国 31 个省份三级医院专科护士培养及
管理的现状调查［J］. 中华护理杂志，2021，56（9）：1357−1362.

（罗　予）

第四节　专科护理门诊的创新实践与发展

随着优质护理服务的不断深入开展，以患者为中心，全方位科学的、系统的整体责任制护理工作正有条不紊地推进。《进一步改善护理服务行动计划（2023—2025 年）》提出，推动临床护理专业化发展和护理人才培养，不断提高临床护理专业技术水平，增进患者医疗效果，助推护理高质量发展。

专科护理门诊（Nurse−led Clinics，NLCs）作为一种先进的护理实践模式，以护士为主导，提供正式的、有组织的护理保健服务。这种模式不仅可满足患者及家属在护理方面的健康需求，也可有效地展现护理专业的独立价值。开设专科护理门诊，既能使患者享有全面的医疗保健和更具人性化的服务，满足人民群众多样化、个性化的护理需求，也有利于护士与医生互补互动、医护结合，丰富护士的专科知识、临床经验和护理技能，体现护士的专业价值，推动护理学科的发展。

金堂县第一人民医院本着"以患者为中心"的服务理念，率先在全县开设了专科护理门诊，为门诊患者提供专科护理指导和健康教育，解决患者疾病康复过程中的护理需求问题；为出院患者的后续康复与护理问题提供解答和咨询，以加快患者康复进程，改善预后。

一、专科护理门诊人员资质

专科护理门诊人员具有本科及以上学历，专科临床经验丰富，取得专科护

士资格证书，综合能力较强。医务部、护理部考核后授予门诊权限。

二、专科护理门诊类型

专科护理门诊根据目标患者的需求，提供个性化的护理服务。医院专科护理门诊可涵盖伤口造口护理专科门诊、糖尿病护理专科门诊、PICC 护理专科门诊、呼吸慢病护理专科门诊、心血管慢病管理医护联合门诊、助产士门诊等。

三、专科护理门诊职责

医院专科护理门诊主要以教育咨询、专业评估、护理干预、个案管理、门诊随访五大板块开展工作。专科护士利用自身专业知识，针对患者居家护理及疾病康复过程中出现的问题予以指导，解决健康恢复中的延续护理问题。

（一）伤口造口护理专科门诊

集临床、教学、科研、康复指导为一体，以患者为中心，专门针对伤口、造口及失禁性皮炎的患者提供专业化护理与指导。专科门诊提倡专病专治、专业护理的服务理念，采用湿性愈合理念，结合各类新型湿性敷料的应用，减轻患者痛苦，加速伤口愈合，缩短治疗周期。

（二）PICC 护理专科门诊

为患者提供静脉输液通路选择咨询，PICC、PORT 置管后管道维护与健康指导，以及并发症的处理等服务。

（三）糖尿病护理专科门诊

为糖尿病患者提供一站式、连续性、综合全面的诊疗服务，在既往单独医生看诊的基础上，配备专职糖尿病专科护士，可以对血糖控制不理想、自我管理知识和技能欠缺的患者进行一对一的指导，纠正错误观念，提升管理技能，建立自我管理信心。同时，还为糖尿病患者提供小组教育和个体化咨询服务，进行全面的并发症筛查，确保患者能及时发现并处理潜在的健康风险。对于糖尿病足患者，看诊后可直接在门诊处理足部伤口，这不仅避免了患者往返奔波的麻烦，也提高了治疗的及时性和便利性。

（四）呼吸慢病护理专科门诊

对于慢性呼吸系统疾病患者，提供全面且个性化的健康指导，涵盖用药管理、氧疗方案、肺康复及呼吸训练技巧、戒烟策略、饮食建议以及心理疏导等多个方面，并耐心解答患者及家属的疑问，指导他们正确使用吸入剂装置，提供专业的随访与家庭访视护理服务。

（五）心血管慢病管理医护联合门诊

以心血管疾病术后患者的健康行为改变为特色，依托胸痛中心管理模式，深化心血管特色优质护理服务内涵，为冠心病、心力衰竭、心律失常、高血压、起搏器植入患者等提供药物、运动、饮食、心理等方面的专业化健康指导。

（六）助产士门诊

开设产前咨询，让孕妇正视并了解分娩时的疼痛，熟悉、掌握应对技巧；了解无痛分娩、自然分娩等不同的分娩方式；把握入院时机、了解住院流程；获得有效的临产前心理辅导；了解产后机体及会阴伤口的护理等；增加自然分娩的信心及机会。让产前、产时有个很好的连接，以增强产妇初入产房的信心。

四、医院支持

医院为专科护士提供了较多的学习机会和条件，同时制订专科护理门诊绩效考核方案。医院对坐诊护士定期开展考核，考核内容包括患者满意度、护理质量与安全、科研创新、学术研究等多个维度，通过考核，促进专科护士不断自我提升。

五、专科护理门诊成效

专科护士对患者居家护理及疾病康复进程进行个性化指导，解决疾病康复过程中的延续护理问题，提高了患者专科护理知识认知水平及生活质量，提升了患者满意度，增加了社会效益。护士收获帮助患者的欣慰，得到社会更多的尊重。拓展了护士职业范畴，增强了护士职业认同感，稳定了护理队伍。同时，各专科护理门诊发表相关学术论文、科普视频、新型实用专利多个；PICC护理、伤口造口护理、慢病管理等技术资源下沉，辐射县域内多家医联体医院，提升了基层医院护理专业技术能力。

综上所述，专科护理门诊为患者提供了便捷的服务，有利于促进护患互动，为患者院外专业性护理的延续及全程管理奠定基础，为患者的康复更好地保驾护航；为专科护士的职业健康发展提供较好的思路，让护士在专业岗位上持续成长，不断促进护理专业的学科发展，为人民群众全生命周期的健康保驾护航。

主要参考文献

[1] 康祎陈，张玉侠，陈潇. 护士处方权研究现状及策略探索［J］. 护士进修杂志，2024，39（10）：1029－1034.

[2] 滕莉，徐苗苗，肖月平，等. 专科护士主导的综合护理门诊的建立与实践［J］. 护理学报，2023，30（16）：37－40.

[3] 樊帆，林文璇，颜斐斐，等. 广东省专科护理门诊管理规范的构建［J］. 中华护理杂志，2020，55（8）：1217－1223.

[4] 张育，韩斌如，陈曦. 专科护理门诊对护士职业认同感影响的调查［J］. 中国病案，2022，23（11）：13－15.

[5] 陈颖，江会. 国内外专科护理门诊的发展现状与趋势分析［J］. 中华现代护理杂志，2023，29（18）：2506－2512.

（钟　香）

第五节　医护联合门诊创新就医模式

门诊是咨询、诊疗、康复、保健的直接服务场所，也是医护人员进行健康教育、医疗服务、卫生宣传的重要场所，对患者健康引导、心理宣教、预防不良症状发生发挥着积极作用。医护联合门诊是一种创新的医疗服务模式，通过医生和护士的紧密合作，为患者提供更全面、更连续的医疗服务。这种模式打破了传统医生和护士分开工作的模式，形成一个专业的诊疗护理团队，医护一体，为患者提供治疗、护理和康复服务。

金堂县第一人民医院结合县域特点，率先开展医护联合门诊。该模式强化团队合作，改善工作流程，为患者提供更加专业和贴心的服务，得到医生和患者的认可，提升护士的工作满意度和职业成就感。

一、医护联合门诊的组成

1. 医疗专业人员：各专科医生负责对患者进行诊断，制订治疗计划，监督病情进展，调整治疗方案。

2. 护士：医院推荐具有 5 年以上工作经验的专科护士或主管护师以上的护士参与，在医护联合门诊中协助医生进行病情评估、执行医嘱、提供健康教育、进行患者管理。

二、医护联合门诊的结构及功能

医护联合门诊包括以下几个部分。

1. 接待区：导医护士接待患者、登记信息、指导就医流程。

2. 候诊区：为患者提供舒适的等待环境。

3. 共同工作区：医生和专科护士共享的工作空间，便于医护沟通和协调工作。

三、医护联合门诊的工作流程

1. 预约挂号：患者通过预约挂号系统或现场挂号的方式预约挂号，选择相应的专科医生和就诊时间。

2. 门诊接待：患者到达门诊后，导医护士在门诊接待区进行登记，患者提供个人基本信息和预约信息，便于核对和指导后续流程。

3. 初步评估：专科护士接待患者，进行初步评估，评估内容包括患者健康状况，如测量生命体征、了解病史、询问就诊目的。

4. 医生诊断：专科医生根据专科护士的评估，结合患者的症状、体征和辅助检查结果进行诊断，制订治疗计划。

5. 协同治疗：专科护士参与患者的治疗过程，根据医嘱进行护理操作。

6. 健康教育：专科护士在患者诊疗过程中向患者提供健康教育和生活指导，帮助患者更好地管理健康。在诊疗结束后，向患者提供离院指导和健康宣教，确保患者能正确理解并执行医嘱。

7. 预约复诊：如果需要后续治疗或复查，护士可以帮助患者预约下一次就诊时间。患者可以通过互联网医院线上门诊或医院公众号在手机上进行线上挂号、线下就诊等。

医护联合门诊通过医护紧密合作，构建以患者为中心的工作模式，为患者提供更便捷、更优质的医疗护理服务。医护联合门诊模式见图 5－5－1。

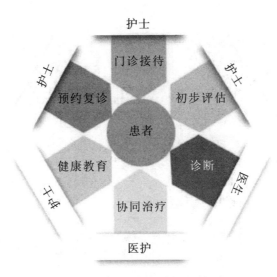

图 5-5-1 医护联合门诊模式

四、医护联合门诊成效

医护联合门诊作为现代医疗体系中的一种创新形式，凭借其团队协作与"以患者为中心"的理念，正在逐渐改变传统的医疗服务模式。这一模式不仅强调医生与护士之间的紧密合作，更致力于减少患者等待时间，提高诊疗效率，提升患者就医体验感。

在医护联合门诊模式下，医生高效利用时间，专注于核心医疗任务，如深入分析和诊断病情，制订个性化治疗方案。护士地位提高，成为医疗团队的一员，能更深入地参与诊疗过程，既可提升自身专业素质，又能为患者提供更专业、全面的护理服务。只需挂一个门诊号，患者即可获得医生和护士协同提供的综合诊疗与护理服务。

综上所述，医护联合门诊是一种创新的医疗服务模式，可转变传统的就医流程，通过强化医、护、患三方的沟通与合作，推动医疗行业持续健康地发展。

主要参考文献

[1] 吕灵娣. 医护联合门诊模式在心胸外科的应用效果［J］. 当代护士（中旬刊），2020，27（3）：173-175.

[2] 邢业英，卓小红，李桂敏，等. 张家界地区医院医护一体化延伸护理服务模式的构建与成效［J］. 中国社区医师，2023，39（8）：130-132.

[3] 孙媛媛. 医护一体化门诊新模式对门诊患者就医体验的影响分析［J］. 卫

生职业教育，2021，39（21）：139－141.

[4] 蔡思，赵淑珍，冯尘尘，等. 医护助一体化协作模式在内分泌科门诊中的应用 [J]. 西南国防医药，2020，30（8）：755－758.

[5] 于秀婷，甘健妮，钟美容，等. 医护一体化干预对中青年高血压患者依从性的影响 [J]. 广西中医药大学学报，2020，23（1）：47－50.

（罗红华）

第六节　护理专科小组在临床中的应用

随着健康中国战略的不断推进，护理事业迎来了前所未有的发展机遇。金堂县第一人民医院紧跟时代步伐，不断探索和创新护理管理模式，特别是在护理专科小组的建设与发展上取得了显著成效。

一、创新护理管理模式，引领护士职业发展新篇章

医院护理部积极转变传统护理管理理念，以护士职业生涯规划为核心，开启护理管理新篇章。新入职护士在护理部的统筹安排下，接受为期两年的轮转岗培训与考核，确保能够快速地适应临床环境，掌握基本护理技能。同时，医院充分尊重护士的个人意愿，鼓励他们根据自身特长和医院需求自主选择职业生涯路径，从而最大限度地激发其内在动力，实现个人价值与医院发展的和谐统一。

二、成立护理专科小组，推动护理专业精细化发展

（一）成立护理专科小组

为进一步发展护理专业特色、提升护理品质，促使护理专业朝着精细化的方向发展，医院先后成立压力性损伤管理小组、静脉治疗管理小组、静脉血栓栓塞症防控管理小组、跌倒管理小组、导管管理小组、糖尿病管理小组等护理专科小组。

（二）**每个护理专科小组的建立是基于医院护理工作的专业性和特质性**

将具有相似护理需求的护理技术进行归类，形成护理专科小组，能够更好地整合资源，提高护理工作的效率和质量。各科护理骨干根据自己的专科方向、兴趣、能力选择护理专科小组。小组实行护理部主任—护士长—小组成员三级管理模式，小组成员由相应专科的专科护士或资深护士担任，含一名及以

113

上的专科护士。

（三）加强培训，考评结合，提升护理专科小组专业能力

1. 培训：护理部不定期传达国家、省、市层面的质控标准、行业标准，并安排人员外出参加专业培训和学术交流，回院后在全院做汇报分享。同时，医院也邀请全国知名专家来院开展专科培训。各护理专科小组根据护理部年初计划，制定并细化"年度、季度、月"的培训与考核任务。根据实际存在问题，护理部在每次院级培训前半个月向小组传达当次培训重点内容与期望达到的培训效果，便于小组提前做好准备。

2. 考核与评比：每场培训结束后，授课者发出现场测试二维码，让参会人员扫码完成当场培训的考试，以了解培训效果。除理论考试外，各护理专科小组还对科室涉及的专科操作进行考核。培训出勤率及考试合格率纳入各科室日常监管和年度考核评比。同时，在年底，护理部根据各护理专科小组涉及的临床护理问题改进情况、工作开展情况、培训效果、科研情况、创新情况等对小组工作进行综合考量，并进行评优评先。考评结合的方式不断提升各护理专科小组的专业能力，让专科更专业，最终达到为患者提供更优质的医疗服务的目的。

三、依托护理专科小组平台，深化护理专业内涵建设

（一）护理专科小组承担着对全院所有护士的专业指导和培训

在护理部的指导下，护理专科小组对督导项目和标准进行梳理，明确专科疾病质控重点，制定专科疾病质量评价标准，对护理专科小组内成员进行培训，护理专科小组成员再对科内护士进行培训，确保全院所有护士在统一的标准下开展各项工作，保障患者得到专业、规范、标准的护理服务。同时，每个护理专科小组建立微信群，各组员及时在微信群内沟通，以更好地理解患者的需求，提高患者满意度。

（二）依托护理专科小组，不断促进护理专业精细化、专科化发展

护理专科小组成员作为专科质量评价和监督人员，专业性强，熟练掌握本行业标准和要求。专科质量监控使护士对专科知识的应用能力增强，专科护士作用得到发挥，同时实行科室质控，更能充分发挥护理专科小组成员的作用，护理专科小组护士能够在本科室护理质量管理中发挥培训、监督、指导、改进的作用，促进各项专科专项工作得到落实，使护理质量得到提升。

综上所述，护理专科小组促进了专科护理质量管理的规范化和质量改善，提升了护士专业能力，让护士获得了更多的职业认同与信念感。护士在各自专

业内为患者和医生提供了专业帮助，实现了自我价值。不断学习让护士充满了前进与追赶的动力，对自我的职业规划更加清晰，使医院整个护理队伍综合素质不断提升。

主要参考文献

[1] 张秀英，马金蝉，李亚妹，等. 国内专科护士职业发展现状及发展策略研究进展［J］. 上海护理，2024，24（1）：26-29.

[2] 王亚珍，王秀锋，高娅妮，等. 专科护士培训体验质性研究的 Meta 整合［J］. 中华护理教育，2023，20（12）：1433-1439.

[3] 遆华鹏，刘玲玉，王香莉，等. 专科护士继续教育现状及发展方向探讨［J］. 中国医疗管理科学，2024，14（1）：87-92.

[4] 杨志萍，祝红梅，于瑞英，等. 专科护士主导的专科护理学组在护理管理中的应用［J］. 现代医药卫生，2024，40（6）：1049-1052.

[5] 胡丽娅，金丽红，陈圆圆，等. 专科小组主导的"互联网＋护理服务"实践及效果［J］. 护理学杂志，2023，38（24）：60-64.

（钟　香）

第七节　创新造口护理新模式

造口是指因某些疾病治疗需要通过手术将一段肠管拉出，翻转缝于腹壁，用于排泄粪便或尿液。排泄粪便的造口俗称"人工肛门"，排泄尿液的造口俗称"尿路造口"。造口护理是一种特殊的护理，涉及从造口患者术前到术后的全面护理，包括术前的心理护理、造口定位、术前造口袋的使用指导及护理，以及术后的康复指导、造口产品的选用、造口并发症的预防等。

患者及家属的造口护理知识不足和造口患者的独特性，可能会导致造口护理的失误，这不仅会妨碍患者术后的恢复，还可能引发相关的并发症，严重影响患者生活质量。因此，提供专业的医疗护理及指导活动显得尤为重要。

一、实施方法及过程

1. 重视造口护理专业人才的培养，派送护理骨干到上级医院进修，提升护士的专业水平。

2. 建立伤口造口护理专科小组，由有资质的伤口造口专科护士担任组长，负责制定造口护理流程及造口管理质控标准，组织各科室推选的专科护士进行造口专科知识培训，技能指导及质量督查，再由各科室推选的专科护士负责组织本科室人员进行造口专业知识培训，技能指导及质量督查。

3. 定期进行同伴健康教育与交流：微信护理团队小组成员包括护士长和专科护士。护士长主要负责护理方案的设计和安排，而专科护士则负责该方案的具体实施工作。患者出院之前，通过扫描二维码加入微信群和关注微信公众号"造口之家"，护士在微信群每周发布造口护理相关知识。每月通过微信公众号进行医、护、患三方护理经验分享交流，通过造口自护患者成功案例的经验分享，减少患者及家属对造口自我护理的畏惧、恐惧和孤独感，提高患者及家属造口自护主动性和积极性。护士在微信公众号里可上传相关视频讲解和示范造口附件的选择、辨识及使用方式，教导患者如何娴熟地替换造口附件，同时也强调个人管理和定期复查的必要性。除了健康宣教外，还要让患者了解造口术前准备工作以及术后伤口护理方法。

4. 医护一体化专科门诊：医院组建一个专门负责造口管理的医护团队，开展相关的培训活动。团队成员由科主任、护士长、伤口造口专科护士和主管医生组成，他们定期接受有关造口知识和医患沟通等方面的培训。对出院患者建立随访档案，并详细记录，以了解造口康复情况，提高护理质量。在手术开始之前，当患者的检查得到完善后，医生会基于辅助检查和体格检查的结果来评估患者的手术方法，并筛选出可能进行造口手术的患者，进而实施医护与患者的综合管理策略。术后，由相关科室医护人员对患者实施护理指导并记录出院情况。医生与伤口造口专科护士合作查房，以增强对造口相关知识的掌握和实施医护与患者一体化的教育模式，共同对患者的心理和生理状况进行评估。制定并落实各项规章制度，建立完整的护理记录单，及时反馈出院随访信息。对患者的信息进行整合。

5. 根据《全国护理事业发展规划（2021—2025年）》要求，金堂县第一人民医院于2024年起利用"互联网＋护理"平台开展互联网医院网上诊疗、上门居家护理；指导患者关注微信公众号，进入互联网医院入口，选择护理咨询中的伤口造口进行线上造口随访，也可以预约线下上门服务，以降低并发症的发生风险，提升护理质量及患者满意度。

1）现场预约：可在金堂县第一人民医院门诊大厅一站式服务中心进行登记预约。

2）电话预约：拨打金堂县第一人民医院健康咨询电话进行预约。

3）在线预约：扫二维码填写预约信息，医院将在24小时内与患者确定上门时间。

4）预约时需要提供家庭地址、联系方式及健康状况等相关信息。

5) 医院派出一名专业医生和一名专科护士，为患者及家属讲解造口袋排放和更换流程、周围皮肤潮湿护理，并演示造口及附件产品的选择和使用方法。

二、实施成效

1. 降低了术后造口并发症发生风险：近年来通过对患者进行专业的指导和护理，保证护理措施的有效落实，造口患者的并发症，如造口附近皮炎、造口脱落、造口回缩、造口旁疝及造口周围感染等显著减少。

2. 护理质量提升：通过对造口专科护理知识的学习，护士造口护理更加精细，不断提升护理质量。

3. 住院患者的满意度提高：护士对患者进行精准性的护理和指导，不仅能及时干预与解决问题，增加患者及家属对医护人员的信任度与配合度，还有助于增进医护患情感，提升患者满意度。

4. 有利于调动患者的主观能动性，通过"互联网＋线上线下"问诊，为患者提供更加便捷的护理措施，让患者就诊和问诊更加方便。患者不出门就能够得到护理服务，调动了患者的就医积极性。

综上所述，提供专业的医疗护理及指导显得尤为重要。医院应进一步完善"互联网＋护理"平台建设，优化上门服务流程及完善造口患者的康复服务和教育体系；通过加强患者心理健康教育、提供专业的康复指导，帮助患者适应造口的存在，预防和处理相关并发症，提高生活质量。

主要参考文献

［1］中华护理学会. 成人肠造口护理（T/CNAS 07—2019）［S］. 2019.

［2］陶琴琴. 延续护理在伤口造口护理中的应用探讨［J］. 当代护士（上旬刊），2019（4）：60－62.

［3］雷晓平，叶小丽，查海燕. 延续护理在伤口造口患者临床护理中的效果与价值［J］. 国际护理学杂志，2021，40（1）：159－161.

［4］李艳，陈苏红，李敏，等. 直肠癌回肠造口关闭围手术期并发症的护理及预防处理对策［J］. 护士进修杂志，2021，36（5）：455－459.

［5］付兰平. 同伴教育对永久性结肠造口患者术后早期社会心理适应的影响探究［J］. 实用临床护理学电子杂志，2018，3（13）：141，147.

（张　利）

第八节　质量改进小组在导管护理管理中的应用

在医疗过程中，导管安全一直是临床护理管理中必不可少的部分，若管理不当，极易发生非计划拔管，造成患者机体组织损伤、增加患者痛苦、延长住院天数、引起院内感染、打乱治疗计划等，严重者可危及生命。为进一步加强导管安全管理，保障患者安全，中国医院协会在 2022 年、2023 年将提升导管安全纳入《患者安全目标》。因此在临床护理管理中，应不断探索应用多样化的质量改进工具或管理方法，防止非计划拔管的发生。质量改进小组（Quality Improvement Team，QIT）是质量管理活动小组的一种形式，主要以质量为核心，通过持续的改进过程，综合众人的智慧与技能来提高质量。为降低非计划拔管率，金堂县第一人民医院引入 QIT 模式，成立 QIT－导管质量管理小组，在降低非计划拔管率、保障患者安全方面取得了良好成效。

一、实施方法

（一）成立 QIT－导管质量管理小组

为提高医院导管护理质量，QIT－导管质量管理小组于 2021 年成立。选派 1 名护士长为组长，2 名骨干为副组长，小组成员由各临床科室护理骨干组成。入选标准：从事护理临床工作 5 年及以上，本科及以上学历。

（二）制订培训计划，每季度开展导管专科知识及操作培训，提高医护人员专业知识水平及导管相关风险的识别和应对能力

1. 培训内容：导管的基本知识、导管的定义和分类、导管的使用范围和适应证、导管的使用注意事项、导管的管理和维护、导管的相关风险与应对策略等。

2. 培训方法：PPT 理论讲解、实践操作、案例分析、播放视频等。

3. 培训评估：培训完成后，通过在线问卷调查系统考核，90 分及以上为合格，小组成员考核合格后再对科室护士进行培训，各科护士培训后进行全员考核，由小组成员将培训考核结果上报 QIT－导管质量管理小组。

（三）制定导管固定标准作业程序

QIT－导管质量管理小组通过查阅文献，梳理医院常见的留置管道，制定符合医院特色的标准作业程序（Standard Operation Procedure，SOP），经护

理部审核修订后形成 SOP 手册下发到各科室。

（四）制定导管维护 SOP

录制导管护理操作视频、PICC 维护视频，要求各科室导管维护小组成员到 PICC 门诊进行导管维护 SOP 培训，考核过关后回科室培训，达到全院同质化，提升全院护士导管维护管理能力。

（五）采用不同颜色的标签对各类管道进行区分

1. 红色标签主要用于标识血管管道，主要是各类动、静脉通道。

2. 黄色标签主要用于标识排出患者体内的液体，主要是尿液、渗出液等。

3. 紫色标签主要用于标识胃管，这类管道主要用于喂养、胃肠减压等治疗措施。

4. 绿色标签主要用于标识人工气道，这类管道主要用于呼吸治疗和急救措施。

导管标识注明管道名称、留置时间、更换时间、置管长度及置管人员姓名，统一粘贴位置。

（六）制定非计划拔管风险评估及风险程度标识

根据判定结果将导管按风险程度分为高危、中危、低危三类，电子床头屏分别用红色、黄色、白色来标识，用颜色区分风险程度。

（七）落实非计划拔管风险防范措施

1. 修订《非计划性拔管风险管理制度》，制定导管安全事件报告及处理流程。

2. 加强疼痛管理：对患者疼痛程度进行持续监测，以确保患者在舒适的状态下接受治疗。针对疼痛较重的患者，可采取药物治疗、镇痛泵等方式缓解疼痛，降低非计划拔管风险。

3. 意识评估：密切关注患者的精神状态，对出现谵妄症状的患者要及时采取干预措施，了解其需求和心理状况，预防非计划拔管。

4. 定期评估拔管指征：每天主管医生与责任护士共同评估留置导管的必要性，尽早拔除导管，降低置管风险。

5. 避免各种不良刺激，如物理刺激、心理刺激。

6. 适当镇静。

7. 合理约束：对非计划拔管风险高的患者，在医生指导下采取合理约束措施。

（八）患者教育

每天责任护士对患者及家属进行导管相关知识的教育，使他们了解导管的重要性，运用护患沟通会指导防导管脱落的注意事项以及自我护理的方法，以保证患者的安全。

（九）每季度 QIT－导管质量管理小组根据《住院患者导管护理质量评价标准》对全院导管质量进行检查

主要检查导管固定、维护、标识、记录是否规范等。同时对本科室内导管固定、维护进行指导和督查，根据检查结果进行分析总结，对存在的问题提出整改措施，定期进行效果评价。

二、取得成效

（一）流程优化

QIT－导管质量管理小组对导管护理的各个环节进行深入的分析和讨论，识别出可能存在的问题和改进点，对护理流程进行了优化，提高了护理工作的效率和准确性。

（二）标准化操作

QIT－导管质量管理小组制定了一系列导管护理的标准操作规范，明确了护士的职责和工作流程。这不仅降低了人为因素导致的护理风险，还提高了护理服务的可重复性和可预测性。

（三）增强了团队协作

QIT－导管质量管理小组注重团队成员之间的沟通与协作，通过定期的会议和培训，增强了团队成员的凝聚力和执行力。同时，QIT－导管质量管理小组还与其他相关部门建立了良好的合作关系，共同推动导管护理工作的持续改进。

综上所述，QIT 模式的引入与实践为导管护理管理领域带来了显著的创新与提升，不仅优化了导管护理的流程，还提高了护理质量和安全性，为患者带来了更为优质和高效的护理服务。未来，随着医疗技术的不断进步和患者需求的不断变化，QIT－导管质量管理小组将继续发挥其在导管护理管理中的重要作用，为医疗事业的发展做出更大的贡献。

主要参考文献

[1] 程贵粉，林丽霞，黄嘉熙，等. 护士主导的预防心血管重症患者导管相关性尿路感染的循证护理实践［J］. 全科护理，2024，22（9）：1618－1622.

[2] 诸校娟，马雅敏，黄静. 网格化管理联合标准作业程序在导管安全管理中

的应用［J］. 护理学杂志，2021，36（19）：61-64.

［3］郭思婷. 标准作业程序（SOP）在大型公立医院后勤管理中的应用［J］. 市场调查信息，2023（8）：191-193.

［4］刘兵. 持续质量改进在 PICC 导管护理中的应用价值探讨［J］. 中国冶金工业医学杂志，2023，40（6）：734-735.

［5］张月娇，赵锐祎. 经静脉输液导管内采血的护理研究进展［J］. 护理学杂志，2022，37（24）：82-85.

（石杨柳）

第九节　经外周静脉置入中心静脉导管专科护理发展之路

经外周静脉置入中心静脉导管（PICC）是通过外周静脉穿刺置入中心静脉的导管，导管尖端位于上腔静脉或下腔静脉。因留置时间长、能安全地输注刺激性药物、保护患者外周血管、避免长期输液反复穿刺等优点，广泛应用于肿瘤患者化疗、长期输液治疗、全胃肠外营养输注等领域，已成为护理临床实践中的重要技术。

PICC 于 20 世纪 70 年代在美国开始使用，20 世纪 90 年代引入我国。PICC 已广泛应用于临床，但在实际工作中，PICC 置管及维护存在一定的风险，如穿刺点渗血、过敏反应、导管堵塞、导管破裂、导管移位、静脉血栓等。因此，加强 PICC 专科护理、做好全程护理管理、提高 PICC 护理质量、预防并发症显得尤为重要。

一、PICC 专科护理工作实践与创新

（一）组建专业团队

护理部牵头成立静脉治疗小组，成员主要包括静脉治疗专科护士、各科室护理骨干，负责 PICC 置管、维护、培训和质控。PICC 置管需由取得静脉治疗专科护士证，经医院考核合格后授权有资质的护士操作。经院内静脉治疗小组培训和考核合格的人员可以进行 PICC 维护操作。

（二）规范置管流程，提高穿刺成功率

在置管前，专科护士对患者进行全面的评估，包括血管条件、病情、出凝血及治疗方案等，选择合适的导管和穿刺部位，做好解释和沟通，并签署知情

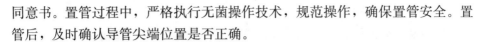
同意书。置管过程中，严格执行无菌操作技术，规范操作，确保置管安全。置管后，及时确认导管尖端位置是否正确。

（三）落实健康宣教，减少并发症

创新健康宣教模式，由传统的口头健康宣教向图文、网络、视频等多元化的健康宣教转变。健康宣教贯穿于 PICC 置管和维护的全过程。置管前，向患者解释 PICC 置管的目的、方法、注意事项以及可能的并发症等。置管后，告知患者活动、饮食、穿衣等方面的注意事项。指导患者出院后居家时导管的自我维护及注意事项。多元化的健康宣教消除了患者和家属的恐惧和顾虑，增强了他们的自护能力，减少了导管并发症的发生率。

（四）创新培训和考核方式，提高专科技术水平

为提高院内静脉治疗小组护士 PICC 专科知识和技术水平，护理部改变了传统的培训及考核方式，除常规的专科理论知识和模拟操作培训及考核外，更注重实际操作的培训和考核。静脉治疗小组成员参加 PICC 规范化维护操作培训后，需分批次到中心静脉导管维护门诊或肿瘤科病房进行 10 人次以上实际操作，再进行考核，合格后回科室再培训其他人员。结合临床实践的培训及考核能够有效提升小组人员的专业技能，为患者带来更安全、有效的治疗体验。

（五）建立 PICC 质量管理体系，保障医疗安全

为提高 PICC 护理质量，建立了质量管理体系，定期对 PICC 护理质量进行检查和评估，对于发现的问题及时整改。检查的同时还收集患者的意见和建议，不断改进专科护理工作，保障医疗安全。

（六）成立 PICC 护理专科门诊

医院成立 PICC 护理专科门诊，由经验丰富的静脉治疗专科护士于每周二、周五坐诊，对门诊 PICC 患者进行导管维护、并发症处理及健康指导等。

（七）创新 PICC 导管标识

静脉治疗小组成员进行头脑风暴，创新设计了 PICC 导管标识，既规范统一又美观实用。标识设计为淡绿色，代表希望与安全，左边为院徽，右边为 PICC 健康宣教二维码，家属和患者扫码后立即获得 PICC 相关健康宣教内容和医院公众号二维码，进一步关注医院公众号可以了解更多医院信息，并进入互联网医院。个性化导管标识的应用，提高了患者的依从性，同时降低了 PICC 相关并发症的发生率，达到了患者满意、医生满意、护士满意的目的。

（八）落实延续护理服务

1. 为县内独居老年患者、特殊患者、行动不便患者等提供上门服务，进

行 PICC 导管维护及健康指导，让患者足不出户就能享受到专业的护理服务，提高其就医体验。

2. 创建导管维护微信群，不定时发送健康小知识，定时发送维护提醒信息，及时为患者答疑解惑，提供专业的指导。

3. 建立中心静脉导管维护微网络，加入四川省导管维护联络群，对县域外出院带管回家的患者提供规范的导管维护及处理并发症，实现顺畅的转诊，减少因导管维护不当导致的并发症，确保患者安全。

（九）上线"互联网＋护理"

金堂县第一人民医院开通了互联网医院，导管维护专科门诊在互联网医院上线，患者可通过线上门诊咨询 PICC 导管相关知识，获得更加便捷的咨询服务。

二、取得成效

在临床应用方面，医院先后开展了三项 PICC 护理新技术，不仅填补了县域内的医疗空白，还为患者带来了更优质、更便捷的医疗护理体验，提升了患者的就医满意度。同时，积极探索创新服务模式，开通了线上门诊和上门延续护理服务，为患者提供了全方位、多层次的医疗护理服务。这些主动服务措施，不仅提高了医疗护理服务的可及性和便利性，也为患者提供了更加个性化、人性化的医疗护理服务。开设 PICC 护理专科门诊，不仅促进护理领域的专科化发展，也提高护士的专业技能和职业认同感。专科门诊的设立也为患者提供了更加专业、优质的医疗护理服务。同时，将 PICC 护理案例选送至全国性比赛进行学术交流和分享，展示护理成果和特色，得到同行的认可，提升医院的知名度及影响力。

综上所述，PICC 作为一种安全、有效的静脉输液技术，已经在临床实践中得到了广泛的应用。医院将继续秉承"以患者为中心"的服务理念，不断探索 PICC 专科护理工作的新方法、新技术，为患者提供更加安全、高效、舒适的护理服务。同时，医院也将积极与其他医疗卫生机构和专家进行交流和合作，共同推动 PICC 专科护理工作的发展。

主要参考文献

[1] 王娅鑫，雷青，佘桂芳，等. 肿瘤患者 PICC 留置期间自我护理能力及影响因素［J］. 牡丹江医学院学报，2023，44（5）：70-73.

[2] 李蓉，周洪昌，顾婕，等. "互联网＋护理"发展在 PICC 延续护理中的

研究进展［J］. 全科护理，2022，20（31）：4390-4393.

[3] 徐洋，刘琳. 静脉治疗护理小组在持续改进 PICC 护理质量中的价值［J］. 中国医药指南，2024，22（12）：171-174.

[4] 李兰，温贤秀，苗泓丽，等. 经外周静脉置入中心静脉导管肿瘤患者的健康教育模式研究进展［J］. 现代临床医学，2023，49（6）：429-432.

[5] 唐瑶，吴荣娣，范彬，等. 门诊 PICC 带管患者发生非计划性拔管的危险因素分析［J］. 医疗装备，2024，37（5）：134-136.

（周秀琼）

第十节 呼吸慢病护理门诊管理实践

呼吸系统慢性疾病（简称呼吸慢病）是一类长期存在、反复发作的疾病，严重威胁群众健康。近年来，慢性阻塞性肺疾病和支气管哮喘等呼吸慢病的发病率不断攀升，不仅极大地干扰了患者的日常生活，还潜在地增加了严重并发症的风险。

为了给呼吸慢病患者提供全面、连续、个性化的护理服务，金堂县第一人民医院成立了呼吸慢病护理门诊。

一、制订个体化护理方案，实现专科护理精准化

（一）精准评估

门诊护士应用先进的评估工具和技术进行详细的病情评估，包括各种评估量表、肺功能测定、呼吸肌力测定等，将每次监测的数据通过网络上传到电脑管理系统，为每位患者制定数据收集文件包。医护人员共同分析、对比每次监测的数据，精准评估者病情。

（二）动态调整与优化

门诊护士根据患者病情、年龄、生活方式、治疗反应等情况，制订个体化的护理方案，包括病情监测、吸入制剂的使用、康复训练、营养指导等；指导患者定期复诊，门诊护士结合每次评估结果及居家状况进行动态调整，并鉴别每次护理方案的差异，实时优化，确保护理方案与患者的需求保持一致。

二、开展多学科协作，促进医疗护理全面融合

（一）多学科团队的构建

由护士牵头，邀请呼吸科医生、康复治疗师、营养科医生等共同协作，组建团队，紧密配合，为患者提供全方位的医疗护理服务。

（二）合作方式

护士负责整理患者资料，制订团队合作的计划，包括召开会议的时间、地点以及讨论的案例等；明确团队成员的职责和分工；联络各科成员定期召开讨论会，分享患者的治疗情况和经验，共同解决疑难问题，制订合理的治疗方案。护士将各学科的策略整合和优化，为患者提供更优质的医疗护理服务。同时，护士积极与家属沟通，共同商讨治疗计划，使家属在决策中感到被尊重。

三、实施健康教育与预防策略，构筑全方位健康防线

（一）了解患者健康教育的需求

护士通过问卷调查、访谈等方式，了解患者对自身疾病的认识程度、自我管理能力、居家情况及咨询需求等信息，鉴别患者缺乏呼吸疾病知识的程度。

（二）采用多种教育形式

根据患者的教育需求，通过讲座、宣传册、视频等多种形式向患者传授健康知识和技能，提高患者的自我管理能力；同时，鼓励患者参与互动和讨论，增强教育效果。

（三）预防筛查与早期干预

对老年、吸烟、体质差的患者，护士积极开展预防筛查工作，根据患者的症状和体征，早期介入肺功能筛查，通过检测肺活量、呼气流速和肺泡弹性等指标来评估呼吸功能，判断呼吸系统疾病的可逆程度；同时，提高患者对呼吸系统疾病预防筛查的认识，强调早期筛查的重要性。根据筛查结果，早期为患者提供精准的干预策略，包括早期氧疗介入、呼吸功能锻炼、预防呼吸道感染、生活方式干预、疫苗接种等，延缓疾病进展，提高患者的生活质量和健康水平。

（四）家属及陪护人员的宣教

开展患者健康教育的同时，护士也邀请家属及陪护人员参与，指导其关注

患者的饮食、休息和日常生活以及居家注意事项，协助患者进行康复训练、按时服药等，扮演好信息传递者和居家照护者的角色。

四、开展远程护理服务，拓展专科护理边界

（一）建立远程护理服务平台

利用互联网和移动通信技术建立远程护理服务平台，出行困难或偏远地区的患者通过手机或电脑等互联网设备与护士沟通病情及进行健康咨询等，实现患者与护士的在线交流和咨询。

（二）开展远程监测服务

利用可穿戴设备或智能居家设备进行远程监测，实时掌握患者的呼吸频率、血氧饱和度等生理指标数据，护士根据监测数据及时调整护理方案。

（三）提供在线健康咨询服务

护士通过远程护理服务平台或互联网医院平台提供在线健康咨询服务，为患者解答疑问、提供健康指导和建议；同时，邀请多学科团队成员共同参与，建立健康咨询专家库，汇聚各科室专家资源，提高在线咨询服务的专业性和权威性。

五、深化社区合作，共筑健康服务新生态

（一）社区资源的整合

与社区医疗卫生机构建立紧密的合作关系，共享医疗资源和服务；通过社区医疗卫生机构为患者提供便捷的转诊和康复服务。

（二）社区健康促进活动

在社区内开展健康促进活动，如健康讲座、义诊等，提高社区居民的健康意识和自我保健能力；借助社区力量，传播呼吸慢病患者的管理知识和技巧，提高患者的生活质量。

六、实施效果

（一）患者满意度显著提高

自呼吸慢病护理门诊开设以来，就诊人数大幅增加，患者等待时间明显缩短，患者自我健康管理意识提升，不仅提高了患者对医疗服务的满意度，更增强了患者对呼吸慢病管理团队的信任。

（二）护理人才队伍升级

一系列的举措及多元化的培养方式扎实推进了呼吸慢病管理专科护士的职业发展，成功构建了一个全新的发展平台，不仅促进了呼吸慢病管理专科护理人才队伍的壮大，更培育了一支专业卓越、技术精湛、学术前沿、经验丰富的护理团队，为患者提供更高质量的护理服务。

（三）呼吸慢病管理水平显著提升

通过强化多学科间的紧密协作，促进医院内部学科间的深度交流与融合，提升医院的综合实力和服务品质。同时，致力于打造具有专业特色的呼吸慢病护理门诊品牌，进而增强县域内医疗领域的领导地位和影响力。

综上所述，呼吸慢病护理门诊管理可确保呼吸慢病患者能够得到及时、准确的诊断，并根据其病情制订个性化的治疗方案，提供全方位、连续性的护理服务，为患者带来更为便捷、高效的医疗体验；帮助患者更好地控制病情，提高生活质量，使其获得健康、幸福的人生。

主要参考文献

［1］袁永梅. 人性化护理服务模式在门诊护理管理工作中的应用［J］. 中国社区医师，2021，37（8）：155－156.

［2］樊子暄，郝晋，顾晗昕，等. 我国136所三级公立医院门诊患者就诊体验满意度分析［J］. 中华医院管理杂志，2021，37（6）：460－464.

［3］吴丽萍，谢小红，张丽华. 思维导图引导时间位点管理对医院门诊服务质量的影响［J］. 国际医药卫生导报，2022，28（22）：3238－3242.

［4］吴苒澈. 三级质控体系在医院护理质量管理中的应用与效果评价［J］. 中国农村卫生，2021，13（8）：62－63.

［5］姚华新，邵琼，吴晓花. 呼吸护理门诊在稳定期COPD患者延续护理中的应用——评《临床护理一本通：呼吸内科》［J］. 中国实验方剂学杂志，2024，30（12）：135.

（张兴艳）

第十一节　跌倒专项管理小组共筑安全新防线

跌倒是指住院患者在医疗卫生机构任何场所未预见性地倒于地面或倒于比初始位置更低的地方，可伴或不伴有外伤。跌倒是多因素综合作用的结果。住院患者因受视力、药物、疾病、住院环境等因素影响，易发生院内跌倒事件。在临床实践中，跌倒原因的复杂性、评估量表的特异性、护士能力水平的差异性以及操作流程的不规范性等，导致评估结果不准确，防范措施缺乏针对性。住院患者跌倒发生率是评价护理质量的重要敏感指标之一，降低住院患者跌倒发生率是护理管理的核心工作。

为降低住院患者跌倒发生率，保障患者就医安全，提升患者满意度，金堂县第一人民医院护理部于 2021 年正式成立跌倒专项管理小组。

一、跌倒专项管理小组实施方法

（一）制订计划与数据分析

1. 制订计划：由经验丰富的护士长担任跌倒专项管理小组组长，并从各科室遴选一名骨干担任组员。小组成员深入学习预防跌倒相关知识与应急处理技能，确保具备扎实的理论基础和过硬的实践能力。要求小组成员将所掌握的知识与技能精准传达至各自科室，以推动全院预防跌倒安全管理工作的规范化、同质化。

2. 数据分析：跌倒专项管理小组对过往跌倒事件进行全面梳理，通过深入分析事件原因和过程，识别出跌倒风险的主要来源和潜在隐患，在制定预防策略时，采用以点带面、多管齐下、综合施策的方式。

（二）开展培训与质量管理

1. 开展培训：

1）每季度开展预防跌倒专科知识培训。跌倒专项管理小组对中华护理学会团体标准《成人住院患者跌倒风险评估及预防》进行学习，并且全院启用Morse 跌倒风险评估量表（Morse Fall Scale），学习跌倒风险评估标准和预防措施，开展预防跌倒专科知识培训，内容包括成人住院患者跌倒风险评估及预防、住院患者跌倒防范管理、跌倒案例警示教育学习。由小组成员向各自科室传达培训内容，并进行考核，确保每位护士能够更加准确地评估患者的跌倒风险，采取有效的干预措施。

2）将跌倒应急预案演练纳入院科两级年度演练计划，组织科室进行跌倒应急预案演练，提高护士跌倒安全意识和对跌倒案例的应急处置能力。

2. 风险管理：对于中高风险患者需要患者或家属签署"跌倒风险告知书"，告知患者或家属跌倒的危险因素、预防措施等，取得其配合。同时在患者腕带、床头屏做好相应标识，如床头电子屏上显示患者跌倒风险程度，并用颜色区分跌倒风险，红色代表高风险，橙色代表中风险，白色代表低风险，要求护士、医生、患者、家属、工人等均知晓风险程度，共同参与患者跌倒的防控。在每天医护晨交班时，护士重点交班跌倒高风险患者，医生也对自己所管患者进行防跌倒知识宣教，医护一体共同守护患者安全。

3. 设施优化：病房实施标准化管理，物品摆放有序，减少障碍物，避免行走过程中因绊倒而发生跌倒。病区走廊、卫生间配置扶手和防滑设施，提供轮椅及辅助器具，老年病区配置无障碍卫生间。对清洁工拖地时间、干湿情况做明确要求，落实防跌倒标识摆放，并主动做好患者或家属的防跌倒提醒。积极与相关部门进行协调沟通，共同完善设施设备，优化流程，降低外在环境导致的跌倒事件发生风险。

4. 教育宣传：

1) 制作微视频。跌倒专项管理小组成员进行文献查阅、筛选、汇总后共同讨论决定微视频教育内容，并拍摄制作。内容包括病区环境介绍、跌倒的高危因素、高风险时间及地点、用药安全指导、运动锻炼、辅助用具使用、合适着装、跌倒的危害、处理及预防相关措施。微视频拍摄后生成二维码，每位患者入院后由责任护士指导患者及家属扫描二维码观看，同时将微视频的二维码贴于病区走廊的健康树，以便患者及家属扫码观看。病房、护士站走廊张贴"预防跌倒十知道"图示，供家属和患者学习，帮助他们了解跌倒的危害性，使其掌握正确的预防方法和应对措施。

2) 开展同伴教育。由跌倒专项管理小组定期组织跌倒高风险患者或家属统一在学习室进行强化教育，由跌倒专项管理小组组长担任主持人。由科内跌倒专项管理小组成员通过 PPT 演示进行跌倒相关知识的宣教，内容主要包括跌倒高危因素、危害、处理、预防措施等。请医生与护士共同进行跌倒后正确"自救"及日常平衡操的演示，让患者参与其中。鼓励患者自由表达自身切实的体会，特别鼓励有跌倒史的患者现身说法，说出导致他跌倒的原因有哪些，以及后来是如何避免跌倒再次发生等。活动中让患者表达个人观点，患者之间相互启发和补充；对患者的发言给予积极评价，详细解答患者在健康教育中存在的疑问，比如如何正确选择及使用辅助用具、如何加强下肢力量训练、减少跌倒时受到伤害的方法等，使每位患者可以得到有针对性的强化宣教，巩固先前的健康教育效果，帮助患者今后更好地预防跌倒的发生。

5. 质量管理：

1) 每季度跌倒专项管理小组根据《住院患者预防跌倒护理质量评价标准》对全院跌倒质量进行检查，督察责任护士跌倒风险评估是否正确、健康宣教落实与否、患者是否掌握跌倒的防护措施、科室防跌倒设施设备是否正常使用。根据检查结果分析总结，对存在的问题提出整改措施，定期进行效果评价。

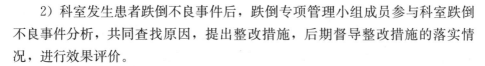

2）科室发生患者跌倒不良事件后，跌倒专项管理小组成员参与科室跌倒不良事件分析，共同查找原因，提出整改措施，后期督导整改措施的落实情况，进行效果评价。

（三）持续改进与反馈

1. 数据分析与持续改进：跌倒专项管理小组定期分析跌倒事件的数据。跌倒专项管理小组全体成员针对发生的跌倒不良事件中存在的问题，提出具体、可行且符合实际情况的整改措施，对跌倒预防措施进行持续改进与优化。

2. 效果评估与反馈：定期评估跌倒预防措施的效果，确保其达到预期目标。建立反馈机制，收集患者、员工等相关人员的意见和建议，不断完善预防措施。

二、跌倒专项管理小组实践成效

在制度建设方面，医院制定详细的跌倒风险评估流程和应急预案，确保每位患者入院后都能得到及时的跌倒风险评估，采取相应的预防措施。同时，加强医护人员跌倒知识培训，提高整个团队对跌倒事件的重视程度和应对能力。

在患者管理方面，医院采取个性化的跌倒预防措施。针对跌倒高风险患者，制订详细的护理计划，包括加强巡视、提供合适的辅助工具、指导患者进行平衡训练等；同时，加强与患者的沟通，提高患者的自我防护意识。

在环境优化方面，医院进行了全面的安全隐患排查，对病房、走廊、卫生间等易发生跌倒的区域进行了改造和优化，例如，增加扶手、防滑垫等设施，提高地面的防滑性能，为患者提供了更加安全的住院环境。

综上所述，通过以上努力，跌倒事件发生率显著降低，且未发生跌倒导致的严重不良事件。医院应继续加强跌倒专项管理小组的建设和管理，不断完善跌倒预防制度和流程，提高医护人员的专业能力和服务水平，为患者提供更加安全、优质的医疗服务。

主要参考文献

[1] 陈艳，陈仕友，张一芬. 住院患者跌倒风险评估量表的构建与应用 [J]. 齐鲁护理杂志，2018，24（6）：30-33.

[2] 罗琼，徐月花，汤阿毛，等. 微视频联合同伴教育在住院老年患者跌倒管理中的应用 [J]. 健康研究，2024，44（2）：162-166.

[3] 付荣娟，丁福. 临床跌倒防范信息系统的构建及应用 [J]. 中华护理杂志，2024，59（3）：317-323.

[4] 张秀波. 护理专案改善在预防住院患者跌倒管理中的应用 [J]. 基层医学论坛，2022，26（9）：106－108.

[5] 张秀波. 基层医院住院患者跌倒事件三间分布特征分析 [J]. 基层医学论坛，2024，28（11）：11－14.

（胡苹红）

第六章　护理工作创新

第一节　改善老年患者门诊就医体验的策略与实践

20世纪90年代以来，我国老龄化进程加快，预计到2040年，65岁及以上人口占总人口的比例将超过20%，人口老龄化带来了老年人看病就医的沉重负担，解决老年人的医疗问题，无疑对我国现阶段的医疗卫生事业提出了新的要求。优化门诊服务流程，以患者为中心，满足人民群众的健康需求，尤其是解决老年患者"看得起病、看得上病、看得好病"的问题成为全社会关注的焦点。

《关于开展改善就医感受提升患者体验主题活动的通知》明确提出做好就诊环境的适老化、无障碍等改造；树立老年友善服务理念，解决影响老年患者就诊的"数字鸿沟"等问题。

金堂县第一人民医院门诊部以优化流程、创新模式、改善环境、提升服务为抓手，增加老年护理服务供给，改善老年患者的就医体验。

一、创新模式、丰富诊疗，做好老年健康"助力者"

针对老年患者多病共存的特点，切实解决老年患者求医问诊中的疑难问题。金堂县第一人民医院开展了针对老年患者的骨质疏松、难治性膝痛、复杂性肩痛、眩晕、晚期肝癌、肥胖减重、慢性乙肝、老年综合征、间质性肺病等多学科联合门诊，患者只需挂一次号就能享受到相关科室专家高效、专业、系统的诊疗服务，使问题得到一站式解决。多学科联合门诊不仅打破了传统门诊诊疗模式的限制，而且减少了患者在各科室间排队、重复挂号缴费等流程的时间，提升了患者的就诊效率。

二、改善适老就医环境，夯实老年健康"堡垒墙"

根据老年患者的特点，优化标识标牌的位置、字体的大小及颜色，便于老年患者辨识。增大叫号屏、专家介绍屏等电子屏幕文字，尤其是老年医学科、心血管内科等老年患者较多的门诊区域内的电子屏幕文字，方便老年人查看。同时，信息科优化自助机界面，让自助机操作变得简单易行。为了防止老年人跌倒，医院各个楼道出入口均设有无障碍通道，门诊各楼层均设置无障碍厕所，每个厕所间均设置安全扶手、安全警示标识等，保障老年人在就医过程中的便利性与安全性。宣传敬老文化、设置亲老标识标牌、设立老年患者优先窗口、增设爱心座椅等，营造浓厚的爱老敬老氛围。

三、优化老年便民服务，构筑老年患者"温馨港"

医院为老年患者提供创可贴、针线包、老花镜、自助轮椅/平车租借、纸笔、一次性纸杯等便民服务。门诊部志愿者协助老年患者就诊、网上建卡、门诊缴费等，并持续加强对互联网医院的宣传与推广，让患者非紧急就医不用再往医院跑，足不出户就可以完成线上问诊、咨询、开药，并可一键将药品快递配送到家；也可线上开具影像、超声等检查单，患者根据院方的通知按时至医院缴费便可完成检查，有效地缩短了老年患者候诊排队等待时间和减少了交叉感染风险。

四、一站式业务办理，做好就诊"暖心事"

医院以患者需求为导向，从门诊优质服务着手，加强优化门诊服务流程，将分散在门诊、院办、医务、医保等多部门的服务事项进行有效整合，成立一站式服务中心，集中预检分诊、预约诊疗、报告打印、医保咨询等多项服务功能，实现门诊患者"一窗受理、一站服务、一次办结"。

一站式服务团队提供同质化接力服务，以一站式服务中心为辐射点，衔接全院各诊区服务点、各楼层志愿服务处，实行网格化管理，做实做细医院一站式服务，做好做全患者就诊"暖心事"。

五、强化引领，解决老年患者就医症结

门诊部完善绿色通道机制，打通老年患者就医绿色通道，设立老年患者优先窗口，为65岁以上老年患者粘贴笑脸标识，使其享受诊前、诊中、诊后各类流程优先就诊，积极为老年患者提供就医引领，提升患者就医体验感和获得感。

六、"数字医疗体验店"，让老年人享受发展成果

面对老年患者智慧医院使用率低等问题，医院率先推出"数字医疗体验店"，定期开设智慧医疗课堂，手把手教会老年人使用智慧门诊，协助老年人跨越智能鸿沟，老有所学、老有所依，让数字化转型的成果惠及每位老年人。

通过这一系列措施，老年患者平均候诊等候时间由 43 分钟缩短至 28 分钟，自助机、手机缴费比例由 25.6％提高到 45.8％，针对老年患者的多学科联合门诊月门诊量达到 7000 余人次，老年患者满意度由 85.6％提升到 96.5％，真正实现了候诊缴费省时间、就诊开药少跑路、新型门诊发展快、老年患者满意度高。医院的工作成果也获得上级及社会各界广泛认可。

综上所述，随着人们生活条件的不断改善，以及基本医疗保障的不断普及，医院就医患者中老年人的占比将越来越大。进一步加强门诊适老化改革，有效提高老年患者的就医体验，更好地帮助老年人适应"智慧就医"、跨越"数字鸿沟"，保障信息化时代下老年人的合法就医权益，是值得持续探讨和改进的方向。

主要参考文献

[1] 中国人口老龄化现状与趋势［EB/OL］. http：//www. cctv. com/special/1017/1/86774. html.

[2] 吴来阳. 公立综合医院门诊老年患者满意度及影响因素研究［D］. 北京：北京协和医学院，2017.

[3] 邵双阳，任菁菁，魏国庆，等. 综合性医院多学科综合门诊病例特点分析［J］. 中国全科医学，2021，24（22）：2810－2813.

[4] 张华秀，黄霞，郑增旺，等. 智慧门诊背景下助老服务模式的构建与应用［J］. 中华医院管理杂志，2022，38（7）：540－543.

[5] 汤丰榕，张紫君，张新萍，等. 优化互联网医院门诊就医流程的设计与构建［J］. 现代医院，2023，23（8）：1255－1257，1262.

（罗　予）

第二节　医护患协作健康教育模式的应用

医护患协作健康教育模式是医护患之间知识、信息互动交换，相互协作的过程，三者以不同角色共同完成同一任务，共同提高患者的健康认知水平，促

进康复。在临床中，医生侧重于疾病的治疗及咨询，护士专注于基础护理与健康教育。医生和护士缺乏有效的沟通，导致健康教育口径不一致，也影响患者的依从性。

为了实现教育内容的标准化、教育时间节点的标准化、教育方式的统一化、医生与护士的健康教育工作明确化，金堂县第一人民医院采用了医护患协作健康教育模式来进行健康宣教。

一、具体方法

（一）统一标准（教育内容、教育方法、教育资料等统一）

1. 建立专科健康教育规范：医生和护士一起从不同的角度对各类疾病的健康教育内容进行规范，如术后的卧位、进食时间和康复活动的方法，制定出健康教育临床路径，以实现医护健康教育内容同质化。根据医学进展和患者需求，定期更新健康教育内容。

肾结石（PCN/PCNL）健康教育临床路径见表6-2-1。

表6-2-1 肾结石（PCN/PCNL）健康教育临床路径

阶段	时间节点	健康教育内容	医生职责	护士职责
入院教育	入院当日	诊断告知	向患者及家属解释肾结石的诊断（ICD-10：N20.0、N13.201）以及即将进行的经皮肾镜碎石术（PCN/PCNL）的必要性	协助医生解释病情，确保患者及家属理解
	入院次日	术前准备	告知患者术前必需的检查项目，包括血常规、尿常规、电解质、血型、凝血功能、感染性疾病筛查（乙肝、丙肝、艾滋病、梅毒等）、胸片、心电图等；强调预防性抗菌药物的选择与使用时机	协助患者完成术前检查，确保准备充分
术中教育	手术当日	麻醉与手术方式	解释手术的麻醉方式（硬膜外麻醉或全麻）和手术方式（PCN/PCNL）	协助医生进行手术前的准备工作
		术中用药	告知患者术中可能使用的药物，包括麻醉用药和必要的抗菌药物	确保手术过程中药物供应和使用
术后教育	术后当日	术后恢复	强调术后必须复查的检查项目，如血常规、尿常规，并根据患者病情变化选择相应的检查项目；指导患者按照医嘱使用术后抗菌药物	监督患者按照医嘱使用抗菌药物，协助患者进行复查
	术后次日	饮食与生活习惯	根据结石性质指导患者饮食	根据结石性质调节饮食，如草酸钙结石患者应避免食用菠菜、茶、巧克力等。鼓励患者多饮水，每天饮水量应达到2000~3000mL。
		留置双管注意事项	告知患者禁止剧烈运动及突然下蹲、过度弯腰等动作	监督患者行为，避免禁忌动作
	术后1~3天	疼痛管理	解释疼痛管理的重要性和方法	协助患者进行疼痛评估，提供疼痛缓解措施

续表 6-2-1

阶段	时间节点	健康教育内容	医生职责	护士职责
出院教育	出院前一日	出院标准	告知患者出院的一般标准	协助医生评估患者是否符合出院标准
	出院日	随访与复查	告知患者复查时间和注意事项	协助患者预约复查时间，提醒患者按时复查
		药物使用	告知患者出院后需要继续使用的药物	监督患者正确使用药物，提醒患者按时服药
变异及原因分析	全程	术中、术后并发症	解释可能出现的并发症及其处理措施	协助医生处理并发症，记录病情变化
		术后结石残留	告知患者结石残留的可能性及其处理方案	协助医生进行结石残留评估，提供患者支持

2. 实施健康教育临床路径：根据患者不同住院阶段拟订教育计划，责任护士按计划进行健康教育活动。鼓励患者和家属参与，提供互动环节，增强学习效果。

（二）医生参与个性化健康教育计划制订

1. 患者评估：在患者就诊时，医生通过问诊、体格检查和既往病史分析，全面评估患者的健康状况和健康教育需求。

2. 制订教育计划：基于评估结果，医生为患者制订个性化的健康教育计划。例如，对于糖尿病患者，医生可以针对其血糖控制、饮食调整、运动计划等方面制订详细的健康教育计划。

3. 明确教育目标：设定清晰、可衡量的健康教育目标，如提高患者健康知识知晓率、改善患者生活方式等。定期评估患者的健康教育效果，确保目标实现。

（三）跟进与评估

责任组长督查健康教育落实情况，通过问卷调查、健康知识测试等方式定期评估患者的健康教育效果，以此提升患者和家属的参与感。

（四）多元化健康教育

多元化健康教育旨在满足不同人群的健康需求，提供多样化、个性化的健康指导，包括一对一指导、小组教育、视频教学、宣教册、床头健康教育二维码、健康讲座、同伴教育等。这些多元化健康教育可以根据不同的目标人群、健康需求和资源条件进行选择和组合，以达到最佳的健康教育效果。

（五）建立健康教育激励机制

建立健康教育激励机制，鼓励医生积极参与健康教育。对于在健康教育中表现突出的医生给予表彰和奖励，以激发其积极性和创造力。

（六）加强健康教育培训

不断更新培训内容，提高医生和护士的健康教育能力和水平，培训内容包括健康教育理论、沟通技巧、患者心理等。

二、实施效果

（一）健康教育覆盖率与知晓率提高

1. 覆盖率：根据统计数据，医护患协作健康教育模式实施后，健康教育覆盖率达到了100%。

2. 知晓率：通过问卷调查了解到，患者的健康知晓率从原来的71%提高到 93%。这意味着更多的患者对自身的病情、治疗方案等信息有了更加全面和准确的了解。

（二）患者满意度提升

实施医护患协作健康教育模式后，患者满意度调查结果显示，患者对健康教育的满意度达到 90% 以上。患者普遍表示，通过健康教育，他们更加了解自己的病情，也更有信心面对治疗。

（三）医护协作能力增强

医护人员的协作能力和工作效率显著提升。医护沟通更加顺畅，共同制订的治疗方案更加科学合理。

（四）沟通时间增加

通过实施医护患协作健康教育模式，医护人员与患者的沟通时间明显增加。例如，平均每次查房或门诊沟通时间从 10 分钟增加到 15 分钟。

（五）患者信任度提升

患者对医护人员的信任度有所提升。调查显示，患者对医护人员的信任度评分从 80 分提升至 90 分以上。

（六）医院健康促进工作水平提升

1. 医院开展的健康教育活动数量增加，且质量显著提升。例如，举办的健康教育讲座、医患沟通会等活动的参与度和满意度均达到新高。

2. 医院制定的健康促进政策得到有效实施，如控烟政策、健康饮食推广等，取得了显著的社会效益。

三、小结

在医护患协作健康教育模式下，医生的角色发生了转变。他们不再是单纯的治疗者，而是成为健康教育的积极参与者和推动者。医生通过参与健康教育计划制订、提供权威健康指导以及跟进患者健康教育效果等方式，与护士等医疗人员共同为患者提供全面、优质的医疗服务。这种转变有助于提升患者的健康认知水平、促进康复并提高患者满意度。此模式的成功实践为临床健康教育的实施提供了宝贵的经验，对于推动医疗服务质量的持续提升具有重要意义。

主要参考文献

[1] 王瑛. 两种健康宣教模式对住院患者出院健康宣教内容的知晓率及满意度

的影响 [J]. 实用临床护理学电子杂志，2020，5（45）：187，192.

[2] 覃璇. 品管圈管理对提高住院患者健康宣教知晓率的作用 [J]. 世界最新医学信息文摘，2021，21（91）：245-246.

[3] 陆阳，倪英，朱俞岚，等. 康复临床路径在老年脑卒中患者健康教育中的应用及效果评价 [J]. 上海医药，2020，41（5）：6-9，39.

[4] 王慧慧. 临床护理路径在股骨骨折患者护理、健康教育中的应用价值体会 [J]. 健康必读，2020（10）：137-138.

[5] 刘冬晓. 临床路径在风疹患者诊疗护理中的应用效果分析 [J]. 皮肤病与性病，2020，42（6）：924-925.

（邓 英）

第三节 "7S"管理在科室二级库房管理中的应用和成效分析

库房作为医院科室的物资保障基地，其管理效能直接关系到医疗服务的质量和效率。在实际运营中，库房管理常因缺乏统一标准而显得杂乱无序，分区不明确、物品摆放混乱、标识不统一等问题屡见不鲜。

为提升库房管理水平，确保物资的安全有效使用，金堂县第一人民医院引入"7S"管理，推动库房管理的创新变革。

"7S"管理是一种综合性的管理理论和实践方法，包括整理（Seiri）、整顿（Seiton）、清扫（Seiso）、清洁（Seiketsu）、素养（Shitsuke）、安全（Safety）和节约（Saving）。"7S"管理不仅是对传统库房管理模式的革新，更是对管理理念和思维的全面升级。它强调从整理、整顿、清扫、清洁、素养、安全和节约七个方面入手，对库房进行全方位、多角度的优化和改进。这种全面而系统的管理方法，使得库房管理不再仅仅停留在简单的物品摆放和整理层面，而是更加注重管理的精细化和科学化。

一、应用

（一）整理和整顿

1. 医院住院病区的库房布局、规格全院统一。为实现标准化管理，要求各科室对库房统一进行整理与归类。由医院后勤保障部采购同一规格、颜色、品牌的收纳箱、货架、储物柜，各科室对货架进行摆放、编号，将所有物资分为一次性耗材类、低值耗材类、专科耗材类、办公用品、布类物品共五大类。

2. 根据每类物品的作用，按照使用频率的高、中、低分类。每天都需要使用的物品放在最容易取放的位置，即货架的第二层、第三层（货架从上至下共有四层），使用频率低的物品放在货架的第一层、第四层。

3. 分类以后，科室制作物资索引，清晰地标注每种物资的存放位置，索引贴在货架或储物柜的左上角。同时，还为每一类物品制作规格一致的标签，标签以颜色区别物资种类，红色代表抢救类，绿色代表呼吸类，白色代表静脉使用类等。全院所有科室统一执行，可实现快速查找和使用。

（二）清扫和清洁

保持库房整洁卫生，每周由科室清洁工对库房进行一次全面的清扫和清洁，清除垃圾和污染源。可重复使用的物品使用后，按照"谁使用谁负责"的原则，由设备使用者对设备表面进行消毒、清洁，再整齐摆放在指定区域备用。护士长每周对库房的清洁质量进行检查，每月对清洁工的工作质量进行考核、评价、反馈，主管部门将考核结果与清洁工绩效挂钩。

（三）素养和安全

各科室设有一名二级库房管理专员，医院及科室定期对库房管理专员进行培训和考核，提高其业务水平和责任心。科室明确库房管理规定，要求全科人员按要求执行库房管理规定，不得随意挪动物品位置。物品入库时，严格按照左进右出或上进下出的存取原则摆放。

库房管理专员每月最后一天定期对库房进行全面整理和盘存，清理过期的、损坏的或不再需要的物资，按效期先后顺序，有计划地优先使用近效期物品，在电脑端建立明确台账，利用 Excel 表格等办公软件做好物资的"进销存"统计，核实每月购销存比率〔计算方式：购销存比率＝（销售数量＋期末数量）/（期初结存数量＋本期购进数量）〕，做到合理收费，也确保病区无过期物品，保障医疗安全。同时，医院重视库房的安全管理，制定详细的安全管理制度和应急预案，以确保库房物资的安全存储和使用。

（四）节约

医院年初通过制定各科室耗占比目标，对物资进行科学可行的控制，减少不必要的浪费。库房管理专员根据物品使用量、非正常丢弃量进行综合分析，合理制订采购计划，避免货物大量堆积，无法及时使用，导致物品过期从而引发浪费。同时对不收费物品的使用进行重点控制，引导医护人员树立节约光荣的理念，改变自身习惯，对非必要物品不领取、不使用。

二、成效分析

"7S" 管理在临床科室库房管理中可以发挥重要作用。整理、整顿、清扫、清洁、素养、安全和节约七个方面的管理措施既是预防和控制医院感染的重要环节，也有效地提高了临床科室库房的管理水平。全院库房实现了统一、整洁、规范，任何一个新入科、轮转科的护士都能快速、准确地找到需要的物资，实现了同质化、高效率的管理，极大地减少了物品过期、浪费的情况，保障了物资的合理使用和医院的正常运营，提升了工作效能。

医院通过统一的管理实现了库房管理的同质化、规范化、高效化，建立统一的管理制度与应急预案，在账册登记、储存保管、使用、用前安全检查多方面严格把关，保障医疗安全。

三、小结

医院已于 2024 年启动医用耗材 SPD〔供给（Supply）、加工（Processing）、配送（Distribution)〕项目。通过加强信息系统建设，利用信息化、智能化手段，将 SPD 与医院 HIS、HRP 对接，保证数据互联互通，使各类耗材的入库、上架、查找、使用、盘点、库存量等实现精细化管理，以有效减少医护人员管理耗材工作量，提升工作效率，降低耗材管理成本，提升医用耗材精细化管理水平，实现降本增效，促进高质量发展。

主要参考文献

[1] 李燕，李惠，邓艳武，等. 医院库房精细化管理［J］. 中国储运，2024（1）：207-208.

[2] 肖平. 医院医用耗材二级库房的设置及精细化管理研究［J］. 财经界，2022（8）：146-148.

[3] 罗珊，薛文琴，尚敏. 医院二级库房低值耗材精细化管理模式构建与应用研究［J］. 循证护理，2023，9（21）：3979-3982.

[4] 桂敏，王岚. SPD 医用耗材供应链管理成效与思考［J］. 中国医院建筑与装备，2024，25（6）：28-33.

[5] 罗东，陈俊，蔡海明，等. 公立医院运用 SPD 模式优化医用耗材管理的探索与实践［J］. 中国产经，2024（8）：151-152.

（钟　香）

第四节　仪器设备精细化管理与实践

随着医疗科技的迅猛发展和医疗需求的不断增长，医院各科室所引进和运用的仪器设备正逐步迈向高度智能化和精细化。这些高精尖的医疗设备在提升临床诊疗水平、优化护理流程中扮演重要角色。仪器设备需要经历从采购、使用、维护到报废的全生命周期管理。在这一复杂而细致的过程中，任何环节的疏忽都可能导致设备性能下降、故障频发，进而对临床诊疗和护理工作的正常进行产生严重影响，甚至可能危及患者的生命和健康。因此，对仪器设备实施全生命周期的精细化管理，不仅是对医疗质量和安全的严格保障，更是医院实现可持续发展、提升竞争力的必然选择。

在护理工作中，仪器设备的精细化管理至关重要。然而，当深入剖析这些仪器设备在日常使用中的实际情况时，发现仪器设备摆放与交接的混乱给护士带来了极大的困扰，不仅使清点工作繁琐耗时，还增加了紧急情况下取用仪器设备的难度，甚至可能延误救治。混乱的摆放阻碍了仪器设备的日常保养与维护，增加了仪器设备故障风险，严重威胁护理工作的稳定与安全。

金堂县第一人民医院深入分析并采取创新性举措，有效提升仪器设备的管理效率，延长设备的使用寿命，确保其始终运行在最佳状态，为临床诊疗和护理工作提供强有力的支持。

一、仪器设备精细化管理策略

（一）建立完善的分级管理体系

建立"医学装备部—护士长—仪器设备专管员—全科护士"管理体系。在这一体系中，医学装备部负责全面指导和监督仪器设备的采购、配置、维护及报废等全生命周期管理工作，护士长对全科仪器设备进行整体监管，仪器设备专管员承担仪器设备专业管理的主体责任，全科护士协助仪器设备的日常使用和维护。各级职责明确，确保管理工作的高效执行。

（二）"划区定点"——给仪器设备安家

根据仪器设备存放的空间布局进行区域划分，粘贴醒目且清晰的标识，以直观展示不同仪器设备区域的具体分布，并在区域划分的过程中充分考虑仪器设备的类型特性和使用频率，将使用频率较高的仪器设备放置在易于拿取的区域，以减少护士因寻找仪器设备而耗费的时间和精力。为每台仪器设备及存放位置编号，定点存放，给设备"安家"（图6-4-1）。

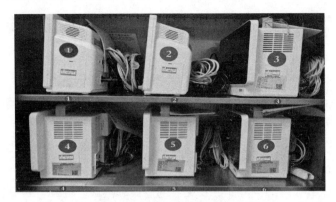

图6-4-1 仪器设备定点定编号存放

（三）白板查检表——快速准确清点

为提升仪器设备管理的效率和准确性，医院引入白板查检表。在科室内的白板上，划分特定区域，设计一份详尽且实用的查检表，列出仪器设备的名称、编号、使用床号，形成一套清晰、直观的记录系统。护士取用仪器设备后，及时在白板查检表上填写对应仪器设备的使用床号；仪器设备停用后，及时擦除使用床号，确保数据的实时更新和准确性（表6-4-1）。白板查检表的引入为设备交接工作带来了变革。通过白板查检表，接班者能够一目了然地了解使用中仪器设备的位置，交接工作更加直接和便利。这一举措减少了交接班时仪器设备的交接时间，提高了工作效率，还减少了信息不对称引发的潜在风险。快速准确的仪器设备信息更是为医疗工作的顺畅进行提供了有力保障。

表6-4-1 监护仪使用登记

编号	1	2	3	4	5	6	7	8	9	10	11	12	13	14	15	16
床号	35	1	24	5			13	12			21			23		

（四）健全的反馈机制

建立仪器设备使用登记本，要求责任护士在使用仪器设备后，记录仪器设备的使用情况，以便追踪和分析仪器设备的运行状况。设立反馈渠道，鼓励医护人员积极反馈仪器设备使用中存在的问题，以便及时采取措施解决。仪器设备专管员定期对医疗仪器设备进行全面检查，评估仪器设备的运行状态，及时发现并处理潜在问题。向医学装备部反馈仪器设备的使用情况和性能表现，医学装备部根据反馈情况提供专业的技术支持和维修服务，确保仪器设备正常运行，推动仪器设备改进和升级。

二、仪器设备精细化管理成效

（一）环境整洁与医院形象提升

通过对医疗仪器设备实施划区定点，给仪器设备"安家"，优化了仪器设备储存空间，使整体环境更加整洁。这种整洁的环境不仅为医护人员提供了便利的工作条件，也在无形中提升了医院形象。

（二）工作效率提升

引入的白板查检表为医疗仪器设备的日常交接和使用带来了便利，护士在交接班时能够迅速掌握仪器设备的使用情况，有效缩短了交接班所需的时间，减少了信息传递的误差，提高了护理工作效率。

（三）医疗服务质量提升

加强仪器设备维护和保养工作，确保仪器设备的长期稳定运行，延长仪器设备的使用寿命，减少仪器设备故障引发的风险。这不仅保障了患者的生命安全，也提升了医疗服务的质量，增强了患者对医院的信任感和满意度。

综上所述，精细化管理是仪器设备管理的重要方向和发展趋势。通过实施精细化管理，医院可以提高仪器设备的使用效率和管理水平，降低仪器设备的损坏率和安全事故率，促进工作效率和工作质量的提升。因此，医院应该不断总结经验教训，持续改进管理方法和手段，推动仪器设备精细化管理工作的深入发展，为医院的高质量发展和患者的健康福祉贡献更大的力量。

主要参考文献

［1］马麟. 高校仪器设备全生命周期信息化管理模式探讨［J］. IT 经理世界，2019，22（3）：38−39.

［2］赖华，朱萧. 基于二维码技术的医疗仪器设备管理［J］. 设备管理与维修，2023（16）：14−16.

［3］伍黎黎，江咏梅，王霞，等. 公立医院实验室设备全生命周期管理模式的构建及应用［J］. 现代医院，2024，24（5）：722−725.

［4］谢峰，吴航，王晓龙，等. 以监护仪、输液泵、注射泵为例对全院级医疗设备集中管理模式的实践与探索［J］. 中国医疗设备，2024，39（1）：119−124.

［5］宗德竺. 精细化管理理念在医疗设备维护保养中的应用［J］. 设备管理与维修，2022（6）：3−5.

（陈　欣）

第五节　ICU 仪器设备精细化管理

日常工作中，高效、准确的仪器设备管理是确保 ICU 患者安全和提高治疗效果的关键因素，关系着医院的应急安全保障能力。ICU 急救要求出勤快、抢救及时，对急救仪器设备管理要求高。为了避免在抢救中出现忙乱寻找仪器设备的现象，耽误急救时间，影响急救进程及医护之间的抢救配合，确保仪器设备高效运行及随时处于完好备用状态尤为重要。ICU 仪器设备品种多、数量多，存在用后未及时归位、清洁消毒不彻底、人为因素损坏率高、运营效率低等问题。为达到更为理想的仪器设备管理效果，需要找到更好的管理方法。

一、组建 ICU 仪器设备管理组

1. ICU 仪器设备管理组由 ICU 护士长及科内对仪器设备管理感兴趣、工作态度严谨的护士和医学装备部专管员组成，护士长担任组长。

2. 搭建三级管理框架。一级由医学装备部专管员、ICU 护士长组成，主要负责 ICU 仪器设备管理质量监督、运营效率、操作培训、日常使用与维护保养管理；二级由 ICU 仪器设备管理组成员组成，按仪器设备分类实行责任制管理，主要负责各类仪器设备定期强检与维修、维护保养及操作培训管理；三级由全科护士组成，每天定班定岗负责仪器设备数量清点、清洁维护、使用与登记。

二、加强仪器设备日常问题梳理

1. ICU 仪器设备管理组成员平时做好问题收集工作，定期开展专题讨论会，邀请医学装备部专管员及专业技术人员参与，运用头脑风暴法，从人、机、料、环、法五个方面进行原因分析。护士长做好协调沟通工作，采取相应的整改措施，做好经验总结交流。

2. 针对 ICU 护士人数相对较多，部分护士未养成良好的仪器设备使用习惯的问题，如仪器设备使用后未及时归位、随意放置等，制定 ICU 仪器设备放置管理规范。备用仪器设备统一放置在仪器设备间，按照张贴的地标线分区、分类放置。需紧急使用、使用频率高的仪器设备放置在易拿取区域。使用后的仪器设备由责任护士及时完成消毒、整理、归库，如有特殊情况，做好交接班。

3. 针对仪器设备清洁消毒不彻底的问题，重点检查仪器设备的卫生死角或容易忽略的部位，如呼吸机进风口过滤网、各类仪器设备的活动面板下方、轴节连接处等。

4. 针对仪器设备种类多、数量多、未100％处于完好备用状态的问题，实行定班定岗管理，专人检查仪器设备性能，责任落实到人，保证仪器设备随时处于完好备用状态。

5. 针对部分护士仪器设备管理执行力不强的问题，护士长和 ICU 仪器设备管理组成员随机检查护士仪器设备管理规范落实情况。将高年资护士出现仪器设备管理落实不到位状况直接纳入质量考核；对于低年资或新入职护士重点抓培训考核，若反复出现执行力不强的状况，同样纳入质量考核。

三、借助信息化平台加强管理

1. 建立 ICU 仪器设备管理微信群，搭建沟通平台。成员包括 ICU 医护人员、医学装备部部长及专管员。通过微信群，将仪器设备管理过程中出现的问题及处理方法快速传递，并定期收集仪器设备使用管理的意见和建议，以提升沟通协作效率。

2. 利用在线培训或录制视频的方式，弥补线下培训的不足。通过腾讯会议、微信、QQ、飞书等平台，将培训内容及时传递到每位护士，达到快速提升培训落实率的目的。

3. 仪器设备联网重症监护系统，直接提取监测数据，减少护士书写时间，提升护士工作效率。

4. 运用医院资源规划（Hospital Resource Planning，HRP）资产管理系统，做好仪器设备资产管理，通过 HRP 资产管理系统实现仪器设备需求申请、设备使用查询、调配记录查询、报废处理等功能。

四、提升仪器设备运营效率

（一）减少人为因素损坏率，提升成本意识

1. 邀请仪器设备管理专业技术人员对 ICU 医护人员进行仪器设备使用方法、故障排除等技能培训，使 ICU 医护人员能掌握简单的故障处理方法，确保仪器设备处于高效的运行状态。

2. 制定各类仪器设备详细的操作规程，明确操作步骤、注意事项和维护保养要求。确保医护人员按照正确的流程使用，避免操作不当损坏仪器设备。

3. 根据不同仪器设备种类及部位选择正确的消毒液及消毒方法，消毒湿

巾湿度适宜，避免消毒液进入仪器设备内部，损坏金属附件及电子部件等。

4. 公示科室仪器设备维修费用清单，增强医护人员对仪器设备的爱护意识和成本意识。

（二）提升仪器设备使用效率

1. 定期对 ICU 仪器设备进行检查，确保其正常运行。如有异常，责任护士第一时间在仪器设备管理微信群内积极与医学装备部专管员沟通，及时维修或更换，并动态追踪仪器设备维修进度，争取缩短维修时间。

2. 动态评估 ICU 仪器设备使用率，加强科室与科室之间的合作，做好仪器设备周转管理，对闲置的仪器设备，通过医学装备部调配到他科使用，提高仪器设备使用率。

3. 组织开展 ICU 仪器设备管理经验分享会，让经验丰富的护士分享仪器设备管理经验和技巧。

五、创新措施

（一）给呼吸机进出气口盖上防尘帽

保留呼吸机管路套件中的保护帽，在呼吸机进出气口盖上防尘帽（图 6-5-1）。当呼吸机消毒后处于备用状态时，用防尘帽盖于呼吸机进出气口处，解决呼吸机进出气口端无遮挡，微生物及灰尘通过进出气口进入呼吸机内部的问题。

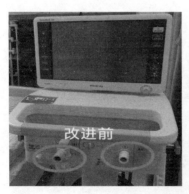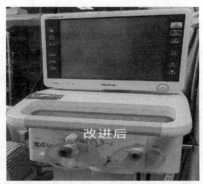

图 6-5-1　呼吸机防尘帽

（二）给心电监护仪导联线加上保护套，延长导联线使用寿命

使用中的心电监护仪导联线接头处易断裂，用剖开的透明氧气管将导联线包裹，再将最易损坏的连接处用吸引管接头二次加固，使用胶水密封粘牢，使

导联线坚固而美观。加固后的心电监护仪导联线（图6-5-2）不易扭曲断裂，解决了心电监护导联线易损坏、运行成本高的问题。

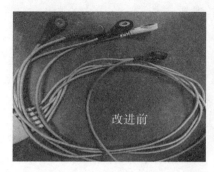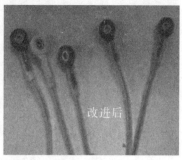

改进前　　　　　　　　　改进后

图6-5-2　心电监护仪导联线保护套

综上所述，通过对仪器设备的精细化管理，ICU仪器设备管理质量显著提升，为高效抢救患者生命争取了宝贵时间，提高了救治成效，在保障患者安全的同时提升了ICU仪器设备运营效率。

主要参考文献

[1] 卢家乐，张秀浓，龚超明. 针对性"五常法"规范ICU急救仪器的管理价值探讨[J]. 名医，2022（1）：181-182.

[2] 张瑜，任佳，张卫红，等."场景案例"模拟培训在急诊急救护理中的应用价值[J]. 中国基层医药，2021，28（10）：1586-1588.

[3] 陈艳. 综合护理对神经外科重症监护患者的应用效果研究[J]. 妇幼护理，2023，3（3）：724-726，733.

[4] 程玉红，王宝莲，颜美琼，等. 基于信息化一体式三级管理模式在科室仪器管理中的应用[J]. 中国医疗器械信息，2024，30（3）：144-147.

[5] Poncette AS, Mosch L, Spies C, et al. Improvements in patient monitoring in the intensive care unit: survey study [J]. J Med Internet Res, 2020, 22 (6): e19091.

（刘　雨）

第六节　抢救车管理与创新

抢救车是临床护理工作中存放抢救药品和相关物品的专用车具，患者病情危急时，医护人员可通过抢救车直接取用抢救药品和相关物品，以争取抢救时间、提高抢救成功率。然而在临床实际应用过程中，抢救车的管理仍存在诸多不足。医疗资源的不合理配置会造成药品的过期浪费，由于抢救车内药品属于备用药品，药品消耗速率主要与患者抢救需求相关，在院内抢救事件较少发生的情况下，部分药品可能因长期闲置造成浪费，药品备用不足又会延误抢救。如何使备用药品利用率最大化现已成为临床亟待解决的关键问题之一，护士在管理抢救车期间需定期清点核对抢救药品和相关物品。由于检查事项繁琐、交接流程复杂，医护人员的工作负担随之增加。

为了解决以上问题，金堂县第一人民医院对全院抢救车进行了优化管理。

一、减少药品的种类及数量

首先调查统计全院各科室前三年备用的 18 种抢救药品的常用种类、数量及使用频次，并汇总；其次发放调查表征求各科室意见，科室根据科室收治患者抢救用药情况填写；最后由医务部、药学部、护理部根据调查结果和科室意见，在全院统一备盐酸肾上腺素、盐酸异丙肾上腺素、盐酸多巴胺注射液、硫酸阿托品注射液、重酒石酸间羟胺注射液、盐酸洛贝林注射液、去乙酰毛花苷注射液、盐酸利多卡因注射液、尼可刹米注射液、地塞米松磷酸钠注射液、呋塞米注射液、地西泮注射液、50％葡萄糖注射液 13 种抢救药品，不同科室根据抢救病种，可增加 3 种抢救药品，但必须报备药学部及护理部。除常用药品如盐酸肾上腺素注射液、盐酸尼可刹米注射液、盐酸洛贝林注射液、盐酸多巴胺注射液、50％葡萄糖注射液备 5 支外，其余药品均备 2 支。如科室年启动抢救车次数小于或等于 1 次（如眼耳鼻喉科、门诊部、健康体检中心等），科室抢救药品除盐酸肾上腺素注射液备 5 支外，其余均备 2 支。一个科室备用药品共 30 支。全院抢救药品的数量由 3960 支减少为 1681 支。

二、高警示药品及看似、听似、多规药品管理

统一制作高警示药品标识，高警示药品标识粘贴于药品包装盒左上角，听似、看似、多规药品标识粘贴于药盒左下角。醒目的标识能提醒护士在使用中要特别注意核对，避免用药错误。

三、近效期药品管理

近效期药品管理落实到每一支药品，全院统一制作小于 6 个月的橙色标签和小于 3 个月的红色标签，分别在效期小于 6 个月及小于 3 个月的药品安瓿上面粘贴对应的标识。按照左进右出的原则，近效期药品放在药盒右边。制定抢

救药品及一次性物品效期登记本，每类抢救药品及一次性物品进行效期登记，登记本上效期小于6个月的用红色笔标识，护士在交接班时一目了然，对这类药品重点关注，避免过期药品的存在，保障患者的安全。同时将临近效期6个月药品交药房调配使用，减少部分药品长期闲置过期造成浪费。

四、一次性锁扣管理

除急诊科、ICU等使用抢救车频率高的科室以外，其他临床科室抢救车采用一次性锁扣管理，专人负责，每月检查一次药品的名称、数量、批号、有效期，记录检查情况，及时补充、报损。若要开启抢救车就必须损坏一次性锁扣，锁扣一旦损坏，无法重复使用。所以平时护士交接班时只需交接一次性锁扣的编码及检查日期，使用一次性锁扣管理后，一辆抢救车的交接时间仅为2~3分钟，缩短了交接班时间，节省了护理人力资源，提高了工作效率和护士的满意度。

五、抢救车定位管理

为达到同质化，所有科室抢救车均固定放在一个地方，给抢救车安装车位线，便于全院的医生和护士均知道在哪里推抢救车。日常使用期间各科室安排专人管理，定期检查、定期整理，维护抢救用具的完好性，以保证抢救车始终处于备用状态。

综上所述，通过优化管理，抢救车内药品得到精简和合理配置，既保障了患者的安全，减少了医疗资源的浪费，又使医护人员在进行抢救工作时能够更高效地取用药品，抢救车的实用性和便捷性均得到显著提升，有利于推进医疗卫生机构的整体性发展。

主要参考文献

[1] 肖良华，朱晓蓉，陈国华，等. 游戏化培训方法在急诊科专科护士培训中的应用 [J]. 中国当代医药，2021，28（33）：224-226，230.

[2] 刘楠，钟春妮，胡秋香，等. 某三级甲等综合医院急诊科抢救药品使用情况分析 [J]. 岭南急诊医学杂志，2021，26（6）：673-675.

[3] 黄渝，林英，刘思雨，等. 病区抢救车内药品安全管理研究现状 [J]. 中国临床护理，2021，13（11）：721-725.

[4] 周福永，蔡志琴，卢洪萍. 医院业务科室备用药品同质化管理的实践与探讨 [J]. 医院管理论坛，2021，38（11）：54-56.

[5] 曹英，李健慧. 专案改善在抢救车管理及质量控制中的应用效果［J］. 河南医学高等专科学校学报，2022，34（3）：336-339.

（兰 茜）

第七节　门诊计时护士实践

由于地理位置、经济发展水平、人才吸引和保留等多方面因素的限制，基层医院在门诊人力资源配置领域面临着较大的挑战。尤其是在人力成本投入和医院运营方面，压力日益增大。护士在门诊运行中具有重要作用。如何在不过多增加护理人力成本的条件下，满足日益增长的患者服务需求，如何有效调配人员，使其发挥最大的作用，是现代门诊管理需要解决的重要问题。

"计时护士"一词源于英文"Part-time Nurse"，是兼职或业余护士的意思，指每周工作时间少于 35 小时、以实际工作小时数获得薪水的护士。护士以计时收费的服务模式为医疗卫生机构提供临时的护理服务。聘用计时护士能够有效地缓解医院护理人力资源匮乏的问题。在确保护理质量的前提下，也有利于控制人力资源成本支出。

2023 年，金堂县第一人民医院开展了计时护士岗位尝试，经过不断探索、验证和改善，形成了一套行之有效的科学管理体系，改善了门诊运行秩序，并在很大程度上缓解了服务压力。

一、实施方法

（一）设立计时护士库

经过医院院务会的审议与批准，在护理部的指导和组织下，门诊部在全院范围内启动计时护士招聘。招募对象为那些愿意在休假期间到门诊部提供服务的护士。为确保招聘流程的顺畅与规范，门诊部安排专人负责记录、整理，并构建了门诊部计时护士储备库。①招聘对象：全院所有在岗的护士，坚持自愿、公开、公正的原则。②条件：已取得护士执业证书并能独立完成临床工作的护士，愿意利用自己休假时间到门诊部工作，热爱医院工作，遵守医院各项工作制度及劳动纪律，服从医院工作安排；身体及心理健康、仪表端庄、举止大方，树立患者至上的理念，语言文明、礼貌待人、态度和蔼，具有良好的沟通协调能力及主动服务意识；熟悉医院布局、各医技科室检查项目、各临床科室专科特色及各专家的特长。③流程：由门诊部组织实施，在 OA 系统公布招募条件、需求人数，护士自愿申请加入门诊计时护士库，门诊部组织人员完成培训、考核，考核合格后方可入门诊计时护士库参与工作。④为加强团队协作与提升沟通效率，建立微信工作群，群成员涵盖多层级管理人员和专业人员，具体包含管理员（由门诊部指定的资深护士）、护理部主任、门诊部护士长，以及通过筛选加入群组的计时护士。该微信群主要用于每日所需计时护士的订单实时发布与快速响应，确保排班信息的准确传递，同时也作为日常工作交流的重要平台。

（二）计时护士培训

门诊部的工作内容与病房有许多不同，要求护士熟悉门诊工作流程、环境、相关制度、工作职责、门诊检查项目和结果以及具备健康教育的相关知识，因此，需要对计时护士进行培训。培训内容包括：①各岗位每日工作内容；②门诊相关制度；③预检分诊相关内容；④门诊院感相关内容；⑤医院布局、坐诊医生、检验检查等相关内容；⑥医保相关制度。完成培训后对上述内容进行考核，考核合格后方可进入门诊计时护士库参与工作。

（三）计时护士的管理

为确保服务质量与患者满意度，要求计时护士必须严格遵守门诊的各项规章制度，仪容仪表需符合规范，不得出现迟到、早退或无故缺席等情况。按照门诊部制定的工作内容表格执行任务，在工作中积极营造关心、爱护、尊重患者的氛围，致力于为患者提供高品质、温馨的文化护理服务。此外，计时护士要不断地提升服务意识，坚定树立"以患者为中心"的工作理念，确保在工作中实现零纠纷、零投诉的目标。

（四）计时护士的工资支付

同岗同酬，按时计薪，不同岗位的时薪根据风险系数及专业要求确定，根据门诊部统计其工作时间和工作质量考核发放。如有纠纷、投诉等，按照《门诊部计时护士管理规范》从绩效中扣除相应绩效以示惩罚。

（五）对计时护士的工作评价

为持续提升服务质量，基于门诊部明确的工作职责、患者的真实反馈、是否存在投诉记录以及同事间的相互评价，对计时护士的工作表现进行实时监控。一旦发现问题，迅速反馈，深入分析其主要原因和潜在影响因素，立即组织讨论，提出并实施有效的改进措施。不断优化护理服务，确保患者满意度和团队整体效能的提升。

二、成效分析

（一）护理质量提高

金堂县第一人民医院门诊部根据工作需求每个工作日招聘 3~4 名计时护士，每次工作 4~6 小时。更多的人员加入门诊部工作，能够为患者提供更加细致入微和人性化的导医服务，及时准确地收集各项结果。同时，为患者提供更具针对性和个体化的指导，赢得患者的高度赞誉。这一服务模式确保了护理质量的持续和有效提升，为患者的健康提供了坚实的保障。

（二）提高护士的综合能力

对于一部分护士，尤其是那些低年资护士，在门诊部的实践工作不仅有助于提升他们的人际沟通能力，还能让他们更广泛地接触到医院的各项流程，从而极大地丰富了他们的工作内容，实现了工作范畴的优化与拓展。

（三）提高患者满意度

通过提供计时护士服务，金堂县第一人民医院门诊部显著提高了患者满意度。患者能够根据自己的需求选择合适的护士，获得更加贴心、专业的护理服务。这种服务模式充分体现了"以患者为中心"的理念，满足了患者的个性化需求。

（四）优化医疗资源配置

与传统护理模式相比，计时护士服务能够更好地优化医疗资源配置。医院可以根据患者的需求灵活安排护士的工作时间和任务，提高人力资源的利用效率。这有助于降低医院的运营成本，提升经济效益。

（五）增强医院竞争力

通过提供计时护士服务，金堂县第一人民医院门诊部在医疗服务市场上树立了独特的品牌形象。这种服务模式满足了患者多样化的就诊需求，提高了医院的声誉和竞争力。此外，医院还可以根据市场需求调整计时护士的服务项目和价格，实现差异化竞争。

三、总结与展望

金堂县第一人民医院门诊部采用计时护士模式，探索了灵活的用人机制，通过门诊患者流量和就诊规律分析等精细化管理，定期培训，建立激励机制，探索弹性工作机制，组织院内跨部门协作及完善沟通机制，探索电子排班系统、移动医疗应用等信息化建设，成功地为患者提供了高质量、个性化的护理服务。未来，金堂县第一人民医院将进一步拓展计时护士的服务领域，创新服务模式，以满足更多患者的需求。同时，医院应继续关注行业发展趋势，加强与其他医疗卫生机构的合作与交流，不断提升自身的核心竞争力。

主要参考文献

[1] 吾斯曼·阿里马斯，阿依努尔. 新时期如何做好基层乡镇医院管理工作 [J]. 养生保健指南，2018（43）：229.

[2] 黄裕芳，余秀颜，刘平，等. 急诊护理工作量化与质量评估的应用效果研究 [J]. 中国实用护理杂志，2007，23（23）：61-63.

[3] 王彩芳，谭琼英，徐海燕，等. 计时护士在医院护理人力资源管理中的应用及效果 [J]. 护理管理杂志，2017，17（9）：676-678.

[4] 王娅丽，李媛，秦健秀，等. 计时制门诊护士实践效果及经济学分析 [J]. 护理学杂志，2021，36（16）：53-56.

[5] 张紫宇. 计时护士在护理人力资源管理中的应用分析 [J]. 实用临床护理学电子杂志，2020，5（9）：170.

[6] 刘艮英，曾忠仪，向燕君，等. 计时护士岗前培训管理及改进策略 [J]. 成都医学院学报，2020，15（5）：660-664.

[7] 李媛，王娅丽，郭琼，等. 计时制护士管理模式临床应用的 SWOT 分析 [J]. 广西医学，2023，45（3）：333-337.

（罗　予）

第八节　叙事护理在儿科护理管理中的应用

护士不仅要具备专业技术能力，还要具备人文情怀，并能将人文情怀融入实际工作中。叙事护理是一种以人文关怀为核心的实践方式，它强调通过倾听和理解患者的故事，提供全方位的护理关怀。在儿科领域，叙事护理不仅有助于缓解家长焦虑，建立信任关系，还能促进患儿康复。它融合了科技与人文，护士以"讲故事"的方式倾听患儿的心声，提供个性化干预，从而提升患者满意度，促进医患和谐。

一、实施方法

（一）技巧培训

在实施叙事护理时，护士需要掌握一定的语言沟通干预技巧。语言是护理工作中的重要工具，人的感觉和心情是需要通过语言信号传递给他人的。

1. 运用亲切温和的语言：在与患者沟通时，护士运用亲切温和的语言能使患者感觉放松，更有助于治疗。亲切温和的语言能让患者感到轻松自在，能让患者获得更多的安全感和认同感。

2. 运用解释型语言：护士运用通俗易懂、患者容易接受的词语进行沟通交流，以帮助患者了解自己的病情，使患者积极主动参与治疗和护理，对后期康复和患者安全都有益处。

（二）建立信任与情感同盟

成立叙事护理小组，小组成员根据患者情况实施叙事护理，形式为面对面交流，时间不固定，每次 30～40 分钟。干预前做好叙事准备，收集患者的病情信息，评估患者的性格特征，运用倾听、共情、引导、回应等沟通方式，评估问题对患者及家人的影响，通过故事分享、创造安全空间等方式，帮助患者寻找故事中的积极意义及生活中的闪光点，引导患者对自身的认同，实现重构生活的意义，进一步促进患者的身心康复。

二、应用案例

在儿科护理领域中，患儿的心理状态和治疗依从性往往是影响治疗效果的关键因素。儿科护士应深知关爱与沟通的力量。以下是金堂县第一人民医院儿科护士通过叙事护理这一创新的方式，改善患儿的心理状态，提高其治疗依从性的成功案例。

患儿鹏鹏，5 岁，因患急性肺炎入住医院儿科病房。初入院时，鹏鹏显得十分恐惧和抗拒，哭闹不止，对各项检查及护理操作充满抵触情绪。面对这样的情况，常规的护理方法难以奏效，护士决定尝试运用叙事护理的方式，走进鹏鹏的内心世界，了解他的恐惧和需求。

在多次观察并与鹏鹏的父母深入沟通后，护士得知鹏鹏对超级飞侠这一动画角色有着特殊的喜爱。于是，责任护士决定以此为契机，与鹏鹏进行一次深入的交谈。在一个安静、温馨的午后，责任护士轻轻敲开鹏鹏的病房门，微笑着走进去。她坐在鹏鹏床边，温柔地询问他是否喜欢超级飞侠。一听到自己最喜欢的动画角色，鹏鹏的眼睛立刻亮了起来，他点了点头，脸上露出了久违的笑容。护士趁机与鹏鹏聊起了超级飞侠的故事，她告诉鹏鹏，超级飞侠都是勇敢、坚强的战士，他们总是乐于帮助别人，解决困难。她问鹏鹏是否愿意像超级飞侠一样勇敢，战胜病魔。鹏鹏听后，眼中闪烁着坚定的光芒，他用力地点了点头。接下来，护士向鹏鹏解释了治疗的重要性，告诉他只有通过检查和治疗，才能更快地恢复健康，像超级飞侠一样去帮助更多的人。她还告诉鹏鹏，医护人员都是他的超级飞侠队友，会陪伴他一起战胜病魔。在交谈过程中，护士始终保持着耐心和温和的态度，用生动的语言和丰富的表情吸引着鹏鹏的注意力。渐渐地，鹏鹏的抵触情绪逐渐消失，他开始主动配合医护人员的治疗和护理。

通过这次叙事护理的尝试，鹏鹏的心理状态得到了显著改善，他的依从性也大大提高。在医护人员的精心治疗和护理下，鹏鹏的病情很快得到了控制，并逐渐康复。出院时，鹏鹏及家人向医护人员送来了一面锦旗表达感谢。

这个案例充分展示了叙事护理在儿科护理中的独特魅力和实用价值。通过关注患儿的情感需求和内心世界，护士能够用更加人性化、个性化的方式来提高患儿的治疗依从性，为他们的康复之路注入更多的希望和力量。

综上所述，叙事护理作为一种创新的护理方式，在儿科领域的应用具有广阔的前景。它不仅能够改善患者的心理状态和生活质量，还能促进医患关系的和谐发展。未来，随着医疗技术的不断进步和人文关怀理念的不断深入，叙事护理将在儿科领域发挥更加重要的作用。同时，医院也需要不断探索和完善叙事护理的理论体系和实践方法，以更好地满足患儿及其家庭的需求，为儿童的健康成长提供有力保障。

主要参考文献

[1] 童利. 叙事护理，让沟通成为护理人员的强大工具 [J]. 人人健康，2024 (11)：121.

[2] 王洪会，陈红敏. 叙事护理在 1 例青少年抑郁症伴反复自杀患者中的应用 [J]. 天津护理，2023，31 (6)：748－750.

[3] 郑兴群. 什么情况下需要运用叙事护理 [J]. 人人健康，2023 (28)：119.

[4] 朱卓渊，罗暑燕，李霞燕. 叙事疗法在焦虑症患者心理护理中的应用 [J]. 心理月刊，2024，19 (7)：200－202.

[5] 潘金金，韩玉萍，李娜. 三级甲等医院护士医学叙事能力与职业认同感的相关性研究 [J]. 全科护理，2024，22 (12)：2355－2358.

（王俊儒）

第九节 营造温馨住院环境 提升儿科服务品质

《关于推进儿童医疗卫生服务高质量发展的意见》明确提出，开展"儿童友好医院"建设，推行理念友好、环境友好、服务友好。优化儿科医疗服务流程，充分运用新技术提升儿科医疗服务舒适化、智慧化水平。优化设施布局，促进环境符合儿童心理特点、设施符合儿童生理需求、建筑符合儿童安全要求。

现代医学模式和现代护理理论提出对患者的治疗不仅局限于身体方面，还应注重心理配合治疗。患儿与成人患者在心理上存在较大差异，医院安静严肃的环境会给他们带来心理上的恐惧，患儿在入院时易产生惧怕、恐慌、紧张、焦虑、急躁等心理，因此在儿科病区的构建与改造中应特别注意环境对儿童心理的影响。

为进一步提升儿科服务品质，优化住院环境，金堂县第一人民医院对儿科病区进行住院区域环境的全面优化，以营造温馨、有趣氛围为目的，以满足患儿的生理及心理需求为目标，通过精心设计和布置，使住院区域焕发出温馨的气息，同时融入各种趣味元素，让患儿在接受治疗的同时，也能感受到家的温暖和乐趣。

一、满足家长和患儿的个性化需求，打造有温度的就诊空间

（一）环境的色彩塑造

对于每个儿童来说，医院是个陌生的环境，在疾病和认知的影响下，患儿很少会对医院产生认同感，这就是其在主观意识上产生排斥、惧怕等心理，从而表现出逃避、哭闹等行为的原因。家庭感是儿童最容易接受的，可以改变医院传统白色色调，墙面采用蓝色、粉色，或在墙面上粘贴儿童喜欢的可爱卡通图画，改变颜色单一墙面。同时采用淡蓝色卡通图画的床单被套等，改变传统"白色医院"等形象。运用鲜明色彩构造的医院环境能够增进儿童开朗乐观的情绪，从而减轻病痛带来的压力。

（二）空间与设施

设计宽敞的活动空间，让患儿可以自由玩耍，释放天性。在设施的实用性方面，考虑到患儿的身体尺寸和活动习惯，对病床进行了人性化的设计，让患

儿能够更加舒适地休息。洗手间的设施也针对患儿的特点进行了调整，方便他们独立使用。

（三）建筑安全

将所有边角都进行了圆角处理，防止患儿在玩耍时受伤。地面选用了防滑材料，确保患儿在行走时的安全。安装紧急呼叫系统，以便在发生意外时能够迅速救援。

二、提升护理服务品质

提升儿科服务的关键在于提高儿科护士的胜任力和选择具有特定素质的护士。

（一）提升儿科护士岗位胜任力

儿科护士需要具备扎实的专业知识、熟练的操作技能以及良好的沟通技巧；此外，还应具备耐心、细心、爱心等品质，能够充分理解和关注患儿的需求，为患儿提供全方位的护理服务。通过职业培养、实践训练、案例分析以及定期工作总结等方式提升护士岗位胜任力。

（二）根据儿科特点选择具有特定素质的护士

在选择儿科护士时，选择性格外向、语言亲切、沟通能力强、具有亲和力的护士。这样的护士能更好地安抚患儿的情绪，减轻他们的恐惧感。亲和力能够拉近护士与患儿之间的距离，增强彼此的信任感。医护人员的语言是构成儿童病区视听环境的重要因素，亲切的语言、温和的笑容可以缓解患儿惧怕、紧张的心理，再加上鼓励和表扬，可以增加患儿的信心和勇气。这样的医疗环境不仅有助于患儿放松身心，更能缓解他们的焦虑和恐惧。

三、提供人性化的护理服务

根据患儿的特性，增设趣味性多功能座椅。例如，靠背造型为一只生动可爱的小青蛙，黄色的软坐垫增加了患儿及家属的舒适度，卡通造型座椅缓解患儿的恐惧感。座椅上不仅配置了输液架和雾化装置，还配备了可移动平板，专为患儿及家属提供娱乐与学习功能。平板内置寓言故事、益智魔方、动画片、教育片等，让患儿在治疗过程中也能享受乐趣。此外，平板还连接了医院互联网，为家长提供了便捷的健康知识科普内容，以及线上预约问诊等实用服务，让就医体验更好。

综上所述，温馨住院病区的创造旨在提供一个更适合患儿的康复环境，让患儿有安全、舒适的住院体验，帮助患儿尽快地适应治疗、配合治疗；同时也减轻家长的担忧，为患儿提供"人性化、个性化、亲情化"的医疗服务，提升整体的满意度和医院服务质量。

主要参考文献

[1] 郭潇雅. 品质护理：有爱、有心、有温度 [J]. 中国医院院长，2023，19 (23)：60-61.

[2] 曹金金，李梅，黄艳，等. 儿科临床护士岗位胜任能力对目标达成度的影响 [J]. 解放军医院管理杂志，2020，27 (12)：1190-1194.

[3] 彭柏鑫. 儿童环境行为心理学对儿童医院就诊空间设计的影响 [J]. 建筑与文化，2020 (9)：213-214.

[4] 陈玲玲，蒋凯，傅静芬. 创建新型 3H 关怀型儿科病房 提高护理人员关怀能力 [J]. 中医药管理杂志，2021，29 (7)：172-173.

[5] 罗木珍. 儿科临床护理工作中家属不满意因素分析及应对措施 [J]. 医学理论与实践，2020，33 (16)：2746-2748.

（王俊儒）

第十节　精益管理助力智慧门诊服务体系构建

近年来，门诊诊疗服务提供方式由传统的线下就诊模式逐步向线上线下一体化的智慧服务门诊模式转变。《国家卫生健康委办公厅关于进一步完善预约诊疗制度加强智慧医院建设的通知》明确提出建立医疗、服务、管理"三位一体"的智慧医院系统，大力发展远程医疗和互联网诊疗，为患者提供高质量、高效率、更加安全、更加体贴的医疗服务。为进一步贯彻落实《改善就医感受提升患者体验主题活动方案（2023—2025 年)》等文件精神，金堂县第一人民医院积极引入精益管理理念，深入查找患者就医过程中预约诊疗、接诊咨询、检验检查、护理康复、医疗支付等环节存在的问题，解决医院门诊"三长一短"（排队、挂号、交费时间长，看病时间短）问题，优化门诊服务流程，促使流程更贴近患者需求，体现"以患者为中心"的持续发展理念，构建智慧门诊服务体系，推动医院高质量发展。

精益管理的核心在于以最小化资源投入实现价值的最大化，进而为客户提供卓越的产品与迅捷的服务。金堂县第一人民医院在门诊流程管理实践中充分吸纳了这一管理哲学，旨在显著提升门诊工作的效能与医疗服务的品质。医院通过引入精益管理策略，减少患者的非必要等待时间，提高诊疗效率，从而为患者提供"安全、高效、优质、舒适"的全方位门诊医疗体验。现总结金堂县第一人民医院在精益管理助力智慧门诊服务体系构建方面的经验，以期为其他医院提供借鉴。

一、打造全流程的智慧就诊模式

（一）开展门诊分时段预约诊疗服务

针对患者就医体验中突出的"三长一短"问题，医院对传统就医流程进行了深刻的改革。全面推行门诊预约就诊制度，涵盖普通门诊与专家门诊的网上预约、电话预约、窗口预约以及自助挂号机现场预约等多种方式。此外，医院实施分时段就诊的新模式，患者无需再提前很长时间抵达医院排队等待，只需在预约的时段内到达即可接受诊疗。这一改革极大地提升了患者的就医便捷性和满意度。

（二）不断拓宽医院微信端服务模块

通过微信平台，患者可轻松完成挂号预约、排队叫号、自助缴费等流程，同时实现检查检验项目的预约服务。此外，微信端还提供了电子病历查询及检验检查报告查看等便捷功能。值得一提的是，通过微信端生成的就医二维码，患者仅凭一部手机即可实现诊前、诊中及诊后全过程的连续、顺畅的线上线下诊疗，极大地提升了患者就医的便捷性和效率。

（三）丰富线上互联网门诊服务，满足患者多方位需求

为了提升患者的就医体验，医院为患者提供了多样化的线上诊疗服务，包括初诊患者的在线咨询、复诊患者的在线复诊、检查检验项目的在线预约以及线上续方等。医院致力于拓展互联网医院服务的广度和深度，已成功实施医保卡在线结算并开通了药品快递到家服务。同时，医院不断扩大互联网诊疗服务范围，特别是针对异地复诊续方开药的患者，鼓励他们通过线上渠道进行诊疗，以减轻他们的就医负担。这些举措不仅提升了互联网诊疗服务能力，还构建了一个覆盖诊前、诊中、诊后的全流程线上线下连续性服务体系，为患者提供了更加便捷、高效的医疗服务。

（四）提供精准智能导诊服务，患者就医不走冤枉路

为了满足患者个体化需求，医院提供智行、无障碍、直梯、扶梯、楼梯五种智能导航模式，精确定位患者，为患者提供精准的院内导航。

二、加强候诊流程管理，改善患者就诊体验

针对患者对候诊环境不满意及等待时间过长等问题，医院积极调整策略，对候诊服务进行全面优化。加强了候诊流程的管理，同时不断完善服务设施，以确保候诊流程更加顺畅。对候诊区域进行了精心改造，候诊区增加绿植、按摩椅、咖啡机等设施，营造出更为温馨、舒适的候诊环境。在流程优化方面，通过实时通报候诊情况，有效缓解患者的焦虑情绪。此外，医院关注患者心理需求，通过提供健康宣教、健康教育小册子以及播放健康教育宣传片等方式，让患者在候诊期间能够获取有用的健康知识，实现"有事可做"，减少等待焦虑。

通过上述一系列措施，医院显著提升了候诊环节的服务质量，为患者提供了更加优质、高效的医疗服务。

三、创新机制，实现服务管理精细化

精益管理强调管理创新和机制创新。医院通过创新患者满意度评价机制和激励机制，提升门诊患者满意度。

（一）构建满意度评价科学体系

医院门诊包括财务、药房等服务窗口，窗口工作人员的服务表现与患者满意度和医院形象直接相关。然而，传统的满意度调查方法往往只能笼统地反映患者对服务的整体感受，无法精确到对每位工作人员的具体评价。鉴于此，为精准、及时地反映每个窗口工作人员的服务质量，医院对患者评价体系进行了优化。患者在接受服务后，将实时接收到微信推送的满意度评价调查表，对窗口工作人员的服务质量、工作效率和服务态度等做出具体评价。这一举措实现了"服务优劣，患者说了算"的目标，通过实时的服务评价和有效的监督机制，提升了窗口工作人员的服务质量，从而进一步提升了医院的整体服务水平。

（二）完善绩效考核激励机制

在获得科学的满意度评价结果后，门诊部进一步配套了完善的考核激励机制。只有将评价结果以科学、合理的方式加以运用，才能确保工作取得实效，实现既定的目标。为此，门诊部将服务评价结果与窗口工作人员的绩效紧密挂钩，制定了一系列考核激励措施。这些措施不仅显著提升了窗口工作人员的服务水平，也使门诊患者的满意度达到了98％。

（三）关注细节，实现患者价值最大化

精益管理的精髓在于深入关注每个细节，矢志追求卓越品质服务与人文关怀，力求在成本最小化的前提下实现效益最大化，进而最大化患者的价值体验。为践行这一理念，门诊部秉持"超越期待，缔造感动"的口号，致力于不仅满足患者的基本需求，更要提供超越预期的服务，让患者在就医过程中感受到更多的惊喜与温暖。

1. 建立优秀的导医护士团队。医院护理部严格筛选，选拔出具备良好职业形象、强大亲和力及良好沟通能力的候选人加入导医队伍。加强岗前及在岗培训，提升实际工作能力。此外，医院还配备经验丰富的科主任和护士长作为医疗团队的领军人物，通过阶段性的考核和结果反馈机制，持续助力导医团队优化工作表现，实现持续改进。

2. 建立人性化品牌服务模式。医院致力于向患者提供全方位的人文关怀。以一声亲切的"您好"展现真诚与敬意，用微笑的面容传达真挚的情感，用全身心的投入让患者感到舒适与安心，一句温暖的问候为患者带来心灵的慰藉，而一站式服务则让患者享受到便捷与省心。医护人员以高度的责任心赢得患者的信任，以细腻的关怀换取患者的舒适体验，以耐心的解答让患者感到安心，以深厚的爱心赢得患者的放心。医院不仅在细节处下功夫，更是从每一项措施、每一个环节、每一个步骤出发，设身处地地考虑患者的需求，及时响应患者的需求，确保患者在医院能够感受到超越期待的服务体验，实现真正的方便、快捷、高效，为患者提供超值且富有价值的服务。

综上所述，通过实施精益管理和构建智慧门诊服务体系，金堂县第一人民医院取得了显著的成效。门诊服务效率显著提高，患者满意度也大幅提升。未来，医院将继续深化精益管理的应用，不断优化智慧门诊服务体系，提高医疗服务质量，促进医院可持续发展。

主要参考文献

[1] 张川，贾小溪，李卫红，等. 智慧门诊诊疗服务模式构建与应用研究 [J]. 中国医院，2022，26（7）：88-90.

[2] 黄欣茹，李伟华，徐桂灵，等. 基于精益管理提升儿童专科医院智慧门诊服务水平 [J]. 中国卫生资源，2020，23（6）：579-582.

[3] 张成，徐婕，李春雨，等. 基于精益六西格玛管理的门诊服务流程优化实践 [J]. 中国医院管理，2021，41（4）：65-68.

[4] 朱丽梅，张磊，周迎宏. 移动互联网＋在精益门诊服务中的应用研究

[J]. 实用临床护理学电子杂志，2020，5（51）：190.

[5] 蔺大明. 探索精益六西格玛管理在综合医院门诊服务流程优化中的效果
[J]. 科技资讯，2021，19（30）：71－72，75.

（蒋海燕）

第十一节　多功能病员服的临床应用

病员服是医院中用于快速识别住院患者身份的重要标识，同时也可起到防止外来细菌进入病房的作用。目前，大多数医院采用统一款式的病员服，这些衣物通常由纯棉制成，宽松舒适，有助于患者更快地适应新角色。然而，这种设计往往缺乏针对性，无法满足患者因病情变化而产生的特殊需求，尤其是在安置各种导管时，传统病员服在实用性方面存在不足。当患者留置有血浆引流管、导尿管时，传统病员服不仅穿脱不便，影响患者的康复活动，换药时不利于保护患者隐私，还增加了非计划拔管的风险。

针对这些问题，金堂县第一人民医院结合临床实际需求，对传统病员服进行了改良，设计了一款多功能病员服。

一、多功能病员服介绍

（一）上衣设计

上衣腰部两侧采用系带的方式，方便心电监护仪线路及腰腹部管道的穿出，有利于观察管道情况，避免管道折叠不易观察的弊端。另外，系带可根据患者的体型调节。

（二）裤子设计

裤裆处设有开口，采用纽扣的方式进行开关，方便日常的导尿管护理。安置导尿管的患者，导尿管可从开口处穿出，相较于传统病员服，降低了导尿管从腰部穿出时高于膀胱位置而引起尿液回流造成尿路感染的风险。裤腿外侧大腿处设计了一个口袋，可将血浆袋、尿袋、造口袋等放置于口袋内，无需患者手提，解放患者双手，方便患者进行康复运动。改良的病员服见图6－11－1。

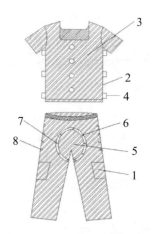

图 6-11-1　改良的病员服

注：1，口袋；2，开口；3，上衣；4，绑带；5，活动布；6，按扣；7，扣座；8，裤子。

二、应用情况

（一）试点对象

自 2020 年 4 月起，金堂县第一人民医院定制生产了多功能病员服 50 套，并在泌尿外科选择 100 例安置了导尿管或造口管的患者作为试点对象。这些患者被随机分为两组，每组各 50 例，分别穿着传统病员服和多功能病员服。

（二）应用过程

1. 前期准备：在试点前，医院对参与试点的科室护士进行了培训，确保他们了解多功能病员服的特点和使用方法。同时，详细告知参与试点的患者，确保他们了解并同意参与此次试点。

2. 实施过程：在试点期间，医院对两组患者进行了为期一个月的观察。研究组患者穿着多功能病员服，对照组患者则穿着传统病员服。医护人员详细记录了两组患者在穿着不同病员服期间的活动情况、管道护理情况、换药情况等方面的数据。

3. 反馈收集：试点结束后，医院向参与试点的患者发放了自制的护理调查问卷表，收集他们对两种病员服在舒适性、实用性、保护隐私等方面的评价。同时，医护人员提供他们在操作过程中的感受和建议。

（三）结果分析

1. 患者满意度：根据调查问卷结果，穿着多功能病员服的研究组患者满意度高达 98％。患者普遍表示，多功能病员服在舒适性和实用性方面都有显著提升，特别是在进行管道护理和换药时更加方便，同时也更好地保护了他们的隐私。

2. 医护人员反馈：医护人员表示，多功能病员服使得他们在进行护理操作时更加便捷，减少了不必要的操作时间，提高了工作效率。同时，他们也提出了一些建议，如进一步优化按扣的设计等。

（四）改进措施

针对患者和医护人员的反馈，设计团队对裤子裆部的开关方式进行了改进，优化按扣，以提高操作的便捷性和患者的舒适度。他们还对上衣系带等细节进行了微调，以满足更多患者的需求。

三、临床价值

（一）患者体验与满意度

多功能病员服通过人性化的设计，如上衣腰部的系带和裤子裆部的开口，大大提高了患者的舒适度和满意度。这种设计使得需要留置导管的患者在活动时更为方便，同时也减少了管道问题带来的不适感。患者对隐私的保护需求得到了满足，尤其是在换药或进行其他护理操作时，有效避免了不必要的尴尬。裤子外侧的口袋设计使得引流袋等物品可以方便地放置，无需患者手提，有利于患者康复活动。

（二）非计划拔管风险降低

改良后的设计使得引流管、导尿管等能够更方便地固定和观察，从而降低了管道问题导致的非计划拔管风险。这不仅有利于患者的康复，也减轻了医护人员的工作压力。

（三）提高护理效率

多功能病员服使得医护人员在进行换药和导尿管护理等操作时更为方便，减少了不必要的操作时间，提高了工作效率。

综上所述，多功能病员服设计合理，操作简便，经济成本较低，具备在临床上推广应用的潜力。尤其是对于需要留置导管或使用心电监护仪的危重患者，其应用效果更为显著。

主要参考文献

[1] 刘婷. 改良病员服在PICC患者中的应用 [J]. 中西医结合心血管病电子杂志，2019，7（13）：54−56.

[2] 汤苏红. 重症病房改良病员服的设计与制作 [J]. 健康女性，2021

　　（16）：273.

[3] 吕萍. 改良后的病员服对骨科患者的护理效果观察 [J]. 实用临床护理学
　　电子杂志，2019，4（45）：86.

（邓　英）

第七章 延续护理

第一节 "互联网＋护理服务" 将专科护理延伸到家

随着人口老龄化加剧、慢性病患者数量增加以及医疗资源分布不均等问题日益凸显，传统的医疗护理模式已难以满足人们日益增长的健康需求。尤其是对于那些行动不便、长期卧床或需要特殊护理的患者来说，往返医院接受护理服务不仅费时费力，还可能增加病情恶化的风险。在此背景下，"互联网＋护理服务"模式应运而生，其将优质的专科护理服务延伸到患者家中，为其提供便捷、高效、个性化的护理服务。

"互联网＋护理服务"主要是指医疗卫生机构利用在本机构注册的护士，依托互联网等信息技术，以"线上申请、线下服务"的模式为主，为出院患者或罹患疾病且行动不便的特殊人群提供护理服务。它的优点在于打破了传统医疗服务的时空限制，通过线上预约、远程咨询、在线指导及线下服务等方式，实现了护理服务的便捷化、个性化和高效化。这一模式还促进了护理资源的优化配置，提高了护理服务的可及性和扩大了覆盖面，为构建更加完善、高效、人性化的医疗服务体系贡献重要力量。

为拓宽服务渠道，满足县域患者对"互联网＋"居家护理服务的需求，金堂县第一人民医院开展"互联网＋护理服务"，通过不断探索与完善，取得了一定成果。

一、"互联网＋护理服务"人员资质

为确保服务质量，医院严格遴选"互联网＋护理服务"人员，确定以下人员资质：

1. 提供"互联网＋护理服务"的护士应当取得中华人民共和国护士执业证书并能在全国护士电子注册系统中查询。

2. 至少具备5年以上临床护理工作经验和护师及以上职称。

3. 提供居家专科护士服务的护士和开展互联网线上护理专科门诊的护士应取得省级及以上相关专科护士培训合格证明，或具有主管护师及以上技术职称并在相关专科工作 3 年以上。

4. 在医院进行执业注册或备案，并通过医院统一组织的岗前培训。

5. 无违反相关法律法规及不良执业行为记录。

二、推进"互联网＋护理服务"工作

（一）搭建线上平台，强化互联网信息技术管理

通过互联网信息技术建立专门的"互联网＋护理服务"平台，患者或家属可通过手机 APP 或微信公众号注册、预约护理服务。平台提供详细的护理项目介绍、护士资质展示以及服务评价等功能，方便患者按需选择。

（二）培训上岗

选拔并组建"互联网＋护理服务"团队，对团队成员进行严格的培训，培训内容包括有关法律法规、伦理要求、综合评估和照护计划制订、护理记录及重点病种的护理要点等。考核合格后方可上岗。团队成员明确技术规范、服务流程和服务风险，知晓应急处置预案。对护理服务效果进行动态评估，以保证护理服务安全，确保护患双方权益。

（三）规范服务流程和标准

为确保医疗安全，遵守现有的相关管理规定和技术规范，建立和完善"互联网＋护理服务"各项制度，制定完善的服务流程和标准，包括服务前的评估、护理计划制订、服务中的操作规范以及服务后的随访等环节。护士在上门服务前，通过线上平台详细了解患者的病情和需求，并与患者或家属进行沟通，制订个性化的护理方案。在提供服务过程中，要求从业护士要严格遵守各项规章制度和操作常规。当服务对象出现病情变化、不宜继续提供当前护理服务时，应及时转介到医院就诊。若服务项目涉及药品，需有在医院注册的医师开具的处方且经药师审验合格后方可提供服务。

（四）配备专业护理设备，建立风险防控机制

为护士配备必要的护理设备和工具，如便携式医疗检测设备、换药包、康复训练器材等，确保能够在患者家中提供与医院同等水平的护理服务。同时，建立风险防控机制，以互联网信息技术平台为支撑，为从业护士配置护理工作视音频记录仪，使服务行为全程留痕可追溯；为从业护士购买责任险、医疗意外险和人身意外险等，切实保障护士执业安全和人身安全，有效防范和应对风

险。此外，制定应急处置预案，建立医疗纠纷和风险防范机制，畅通投诉、评议渠道，接受社会监督，维护群众健康权益；探索建立服务对象黑名单，将服务对象不良行为记入个人诚信档案；建立从业护士退出机制，对于违反相关法律法规或有不良执业行为记录的护士，应及时清退。

（五）加强质量监控

建立健全质量监控体系，通过平台对护理服务进行实时跟踪和监控。患者或家属可在服务结束后对护士的服务质量进行评价，医院定期对评价结果进行分析和总结，及时发现问题并持续改进。

三、"互联网＋护理服务"工作成效

（一）患者满意度提高

通过"互联网＋护理服务"模式，患者在家中就能享受到专业的护理服务，避免了往返医院的奔波，节省了时间和精力，患者满意度显著提高。

（二）患者健康状况改善

护士根据患者的病情和需求，提供个性化的护理服务，包括伤口护理、管道护理、康复训练等，有效改善了患者的健康状况，降低了并发症的发生率。

（三）减轻了医院负担

将部分护理服务延伸到患者家中，减少了患者住院的需求，缓解了医院的床位压力，提高了医疗资源的利用效率。

（四）护士职业价值提升

护士通过上门服务，能够更好地发挥自己的专业技能，提升了职业成就感和价值感。

综上所述，"互联网＋护理服务"将专科护理延伸到家，为患者提供了便捷、高效、个性化的护理服务，取得了显著成效。在未来的工作中，医院应进一步完善服务流程、加强质量监控、拓展服务项目，不断提升"互联网＋护理服务"的质量和水平，为更多患者的健康保驾护航。

主要参考文献

[1] 盛晓燕，赵宝芳，刘怡，等."互联网＋护理服务"在脑梗患者居家护理中的应用 [J]. 中国医药导报，2023，20（30）：181-183.

[2] 陈红，李海霞，马雨玲，等. 银川地区糖尿病患者对"互联网＋护理服务"的需求现状及影响因素分析 [J]. 现代医药卫生，2023，39（20）：

3427-3431.

[3] 许佳佳，石宇平，张耀，等. 老年人"互联网＋居家护理"服务风险评价指标体系的构建 [J]. 护理研究，2023，37（11）：1898-1906.

[4] 盛芝仁，柳春波，郭晓莉，等. "互联网＋护理服务"老年慢性病智能随访系统的构建及应用 [J]. 中国护理管理，2023，23（2）：166-170.

[5] 黄媛媛，傅巧美，刘光香，等. 肾移植患者基于"互联网＋"延续护理的效果观察 [J]. 护理学报，2020，27（8）：69-72.

（黄　丽）

第二节　移动护理车助力提升工作效率

《全国护理事业发展规划（2021—2025年）》提出要加强护理信息化建设。充分借助云计算、大数据、物联网、区块链和移动互联网等信息化技术，结合发展智慧医院和"互联网＋医疗健康"等要求，着力加强护理信息化建设。利用信息化手段，创新护理服务模式，为患者提供便捷、高效的护理服务。优化护理服务流程，提高临床护理工作效率，降低护士不必要的工作负荷。

在传统的护理工作模式下，护士往返护理站、病房，护士需要从病房到护士站书写电子护理文书、记录患者的生命体征，往返路程长，在传递信息和执行之间存在时间差，容易贻误病情，也不能充分体现护理措施的及时性。随着移动医疗的快速发展，床边移动护理模式已应用于临床。该模式的核心是集成化的移动护理车和便捷的PDA设备。移动护理车集计算机、无线网络、治疗车及移动护理功能于一身，实现了护理工作的全面移动化。护士能够直接在患者床旁访问医嘱、实时更新医嘱、查阅病历以及快速查看患者的各项检查结果。此外，护士还能通过该系统进行入院评估、跌倒风险评估、压力性损伤评估、生活自理能力评估等，书写护理记录，执行医嘱，并实时查看护理任务。

一、移动护理车管理模式

（一）合理配置移动护理车

为确保临床护理工作的高效与顺畅，医院应根据科室的实际患者数量以及每日管床护士的工作负荷，配置移动护理车及PDA设备。原则上满足临床护理的实时需求，从而优化护理流程，提升护理效率。

（二）管理要求

1. 为确保新入职人员能够迅速融入工作，医院应加强相关培训，使其能够快速掌握移动护理车的核心功能及操作流程，提升工作效率。

2. 科室医护人员需全面掌握移动护理设备的使用技巧、维护要点以及保养知识，确保在日常工作中能够熟练运用。

3. 信息管理部需实施定期的设备及信息化系统检查与维护计划，以保障移动护理车的稳定运行和使用安全。

4. 为确保管床护士对患者病情的全面了解，每天上班时，管床护士需将移动护理车和 PDA 设备推至病区，并在病区内完成医嘱处理、护理文件书写和病情评估。责任护士应专注于自己所负责的病床区域，避免在护士站进行相关工作。

5. 为便于交接和管理，移动护理车和 PDA 设备均实行编号管理。每个责任组将固定使用同一编号的移动护理车和 PDA 设备。此外，为保持工作区域的整洁和有序，管床护士应在每天中午和下午下班前，将所使用的移动护理车整理并退回至指定的固定区域。

6. 为保障患者信息安全，移动护理车将在未使用状态下自动进入屏保模式，避免患者信息泄露。

二、移动护理车的使用成效

1. 增强患者照护质量：通过床边移动护理工作模式，护士能够直接在患者身边工作，显著减少了间接护理时间，从而增加了与患者的直接互动时间。这种转变使得护士能够更专注于患者的需求，实现"把护士还给患者"的核心理念，进而极大地提升患者满意度。

2. 提高护理文书书写效率与准确性：移动护理车为护士提供了一个便捷的书写平台，使护士能够随时随地进行护理电子病历的书写与核对。这种即时、准确的书写方式有效减少了文书错误的可能性，保证了医疗记录的完整性和准确性。

3. 快速响应患者病情变化：护士在患者床边办公，能够实时监测患者的状况。一旦出现意外或病情变化，护士能够迅速做出反应，采取相应的护理措施，从而有效减少患者意外差错事故的发生，保障患者的生命安全。

4. 优化工作流程，降低工作强度：床边移动护理工作模式不仅将护士站的工作延伸到了患者身边，还减少了护士往返病房与护士站之间的路程。这种优化不仅降低了护士的工作强度，还提高了护理工作的整体效率。同时，"护士少跑腿，护患多贴近"的工作模式也有助于改善患者的就医体验，增强护患关系。

综上所述，床边移动护理工作模式通过引入移动设备至病房，显著地提升了护理工作的效率与质量。护士能够在患者床边即时处理各种任务，这不仅加强了护士对患者病情的实时监控能力，还为护患间的有效沟通搭建了便捷的桥梁。在实施信息化护理的基础上，护士能够更迅速地响应患者的需求，进一步提高护理质量。此外，护理移动信息系统的应用，不仅优化了护理流程，还推动了医院信息化建设。该系统依托医院信息化平台，将护理信息与其他关键信息整合，实现了护理工作的全程智能化管理。这种模式不仅极大地节约了护理成本，还简化了工作流程，提高了护理工作的整体效率。更重要的是，通过实施床边移动护理工作模式，我们能够更好地保障护理质量与患者安全。这种高效、智能的模式对于建设高效数字化医院起到了巨大的推动作用。

主要参考文献

［1］梁婉霞，梁曼，黄丽华，等. "六顶思考帽"在护士实习生教学查房中的创新应用［J］. 中国社区医师，2020，36（34）：138-139.

［2］林利. 移动护理信息系统的建设体会［J］. 医疗装备，2024，37（11）：17-20.

［3］周立恒，李阿敏，赵云飞，等. 移动护理系统对护理人员工作效率及满意度的影响［J］. 全科护理，2020，18（9）：1118-1120.

［4］王僚阳，陈玉琴，龙丽华，等. 集束化管理在4G移动护理应用促进中的效果观察［J］. 护理实践与研究，2018，15（6）：119-121.

［5］连佳，周江铃，曹英. 基于管理要素及信息分析技术的护理管理系统构建与应用［J］. 护理研究，2019，33（20）：3498-3501.

（王　军）

第三节　多模式延续护理 在骨科术后康复中的应用

延续护理是20世纪中期发展起来的一种新型护理模式，指将临床护理工作通过各种方式延伸到院外的一种连续性、协调性护理模式，是高质量卫生服务不可缺少的要素。这种服务模式能减少患者复诊时的就诊流程，为患者提供更为便捷的医疗服务。

骨科患者因其特殊的病情，往往需要经历一个相对漫长的康复过程。在这个过程中，功能锻炼是恢复功能的关键。科学、系统的健康指导则是确保患者能够顺利进行功能锻炼的重要支撑。因此，延续护理在骨科康复中的重要性十分显著。

延续护理的核心在于确保患者在出院后依然能够得到专业、及时的指导和支持，从而避免并发症的发生。

金堂县第一人民医院骨科针对患者需求，不断优化延续护理服务。通过建立完善的患者随访系统、微信群、在线问诊等定期与患者进行沟通，了解患者的康复进展和遇到的问题，及时提供专业的指导和建议。同时，他们还积极提供延续护理服务包，为患者提供更加便捷、高效的护理服务。

一、实施方法

（一）电话访视

护士通过电话访视，对患者伤口恢复、日常活动能力、身体功能、营养摄入及用药情况进行全面的评估和了解。在沟通中，护士积极督促患者及家属遵循医嘱，进行功能锻炼并按时复诊。护士还会细致询问患者有无出现并发症或药物不良反应的情况，以便及时发现并采取相应的护理措施，为患者提供更加周到的健康照顾。

（二）护理上门服务

针对年老体弱、出行困难的患者，医院提供贴心的上门护理服务。专业护士会亲自上门，为患者清洁伤口和换药，确保伤口的愈合过程得到妥善管理。此外，医院还将根据患者的身体状况和恢复需求，提供个性化的功能恢复锻炼指导和健康建议，帮助患者改善生活质量，让他们感受到温暖与关怀。

（三）线上门诊

患者无需亲自前往医院就能享受到专业的医疗咨询。通过互联网医院线上门诊，患者可以轻松进行问诊和咨询。护士则会及时在线答疑，确保患者的问题得到及时解答。

（四）量身定制延续护理服务包

为了更精准地满足患者的个性化需求，特别定制了全面的延续护理服务包，以确保患者出院后的护理无缝衔接。当患者入院时，护士团队会详细解释这一服务包的内容，并邀请患者签署"知情同意书"，以确保双方对服务内容有清晰的认识。

在患者住院期间，医院为其建立详尽的健康档案。这份健康档案不仅包含患者的个人信息、既往病史，还会记录所有重要的实验室检查和影像学检查结果，以及相关的诊断信息。通过这份健康档案，医护人员能够全面、准确地把握患者的疾病状况，为患者出院后的健康指导和功能锻炼提供有力的依据和支持。

在患者出院之际，伤口造口专科护士会细致地再次评估患者的伤口状况，并提前为患者预约复查时间及安排换药，确保患者能够享受到及时、高效的医疗护理服务。特别是针对那些需要影像学复查的患者，放射科特别设立"优先服务通道"。这一举措显著减少了患者的等待时间，使他们在恢复过程中能够感受到安心与便捷。

骨科手术全程健康管理服务包见表 7-3-1。

表 7-3-1　骨科手术全程健康管理服务包

名称	内容	服务内容说明	责任人
实惠包	1. 建立健康档案	1. 健康档案建立及维护	护士
	2. 出院后换药 3 次	2. 预约复查时间、换药时间	护士
	3. 3 个月内健康教育、咨询	3. 进行健康指导、护理评估及督促规范功能锻炼	护士
	4. 门诊复查 3 次	4. 监测患者病情变化，提供门诊答疑及健康指导	医生
金典包	1. 建立健康档案	1. 健康档案建立及维护	护士
	2. 出院后换药 3 次	2. 预约复查时间、换药时间	护士
	3. 出院后 X 线片复查 3 次，开通"优先服务通道"	3. 开通"优先服务通道"，免排队，免费解读报告（护士与放射科提前预约时间）	护士
	4. 3 个月内健康教育、咨询	4. 进行健康指导、护理评估及督促规范功能锻炼	医生
	5. 门诊复查 3 次	5. 监测患者病情变化，提供线上门诊答疑及健康指导	护士
VIP 包	1. 建立健康档案	1. 健康档案建立及维护	护士
	2. 出院后上门换药 3 次	2. 预约复查时间、换药时间，医院 10 公里范围内上门换药	护士
	3. 出院后 X 线片复查 3 次，开通"优先服务通道"	3. 开通"优先服务通道"，免排队，免费解读报告（护士与放射科提前预约时间）	护士
	4. 3 个月内健康教育、咨询	4. 进行健康指导、护理评估及督促规范功能锻炼	医生
	5. 门诊复查 3 次	5. 监测患者病情变化，提供线上门诊答疑及健康指导	护士
个性包	根据患者的情况量身定制个性包		

二、成效分析

骨科延续护理服务旨在将骨科手术后的患者纳入一个科学、系统的管理体系中，确保他们在离开医院之后仍能获得持续的健康教育与专业医疗支持。从全面的健康教育、周密的复查计划、精心的伤口护理到个性化的功能锻炼指导，这一服务模式在每个环节都力求细致入微。该模式的广泛推广，不仅增强了患者治疗过程的连贯性和完整性，还提升了医疗服务的整体质量。从患者入院时的初步评估，到出院时的细致指导，再到康复期的专业支持，每一步都凝聚了医护人员的专业智慧与温馨关怀。这种连贯性的医疗服务让患者感受到就医便利，提高他们的治疗体验感和满意度。借助这种精细化的管理策略，医护人员能够实时掌握患者伤口愈合的情况，确保他们按照治疗计划及时进行复诊和换药。这种服务模式极大地提高了患者的治疗依从性，有助于加速康复过程，让患者能够更早地回归正常的生活和工作。

综上所述，骨科延续护理服务得到了患者和家属的高度认可和赞誉。医院应继续努力，为患者提供更加优质、全面的护理服务，助力患者早日恢复健康。

主要参考文献

[1] 陈毓卓，吴燕，董静，等. 国外骨科日间手术延续护理现状对我国的启示 [J]. 护士进修杂志，2023，38（11）：1052−1055.

[2] 戴燕平，郑丽明，郑淑琴，等. 加速康复干预对全膝关节置换术后关节功能及日常生活能力、运动功能的影响 [J]. 中国现代药物应用，2024，18（1）：156−158.

[3] 靳洪震，王岩，柏豪豪，等. 全膝关节置换术治疗膝关节炎围手术期研究进展 [J]. 中国中西医结合外科杂志，2024，30（1）：144−149.

[4] 江志伟，黎介寿. 我国加速康复外科的研究现状 [J]. 中华胃肠外科杂志，2016，19（3）：246−249.

（刘　颖）

第四节　糖尿病患者管理新模式

糖尿病是一种慢性且伴随终身的疾病。患者必须长期、持续地监控和管理血糖。若血糖控制不当，极易引发酮症酸中毒、低血糖发作、血管损害以及末梢神经病变等一系列严重的急慢性并发症，对患者的身体健康和日常生活质量造成极大威胁。实施规范的血糖管理尤为重要，它不仅关乎疾病的准确诊断、治疗方案的合理调整，更是预防并发症、改善患者生活质量的关键所在。

在血糖管理中，患者是主角，医护人员则是至关重要的专业指导者。在此过程中，医患双方需密切合作，共同努力，才能实现有效的血糖管理，减少并发症的发生，提高患者的生活质量。

为规范糖尿病患者的血糖管理、提升医疗护理水平，金堂县第一人民医院长期致力于糖尿病的多维度管控，积极采取了一系列有效的措施。

一、多措并举，推动患者健康教育步入新台阶

1. 糖尿病专科护士每月开展患者教育活动，如个体教育或集体教育、健康讲座等，利用网络平台制作健康教育视频供患者学习。同时，护士指导患者监测血糖、注射胰岛素的方法及注意事项，促进患者生活行为改变。

2. 建立"糖之家"患者健康教育微信群，为医患双方搭建沟通交流平台，有利于患者及时获得专业的健康咨询。医护人员实时发布最新糖尿病相关知识及自我管理技巧，帮助患者提高自我管理能力。

3. 展示逼真的食物模型，为患者选择食物的种类、热量提供参照，达到合理、科学饮食的目的，为血糖控制奠定基础。

4. 展示标准的进食餐盒和食物分隔盘，帮助患者形象地了解每一餐摄入食物的量，从而有效控制血糖。

二、"门诊—住院—出院"全程教育模式

1. 针对门诊患者：开设糖尿病一体化护理门诊，由糖尿病专科护士坐诊，为患者答疑解惑，建立糖尿病档案，制定个体化的健康教育处方，指导居家患者正确效验血糖监测设备，定期维护。

2. 针对住院患者：配备专业医护团队，提供全面救治、医疗护理服务和健康教育。

3. 针对出院患者：护士制订个性化的糖尿病管理方案及相关健康教育指导，如胰岛素注射、饮食指导及运动指导等，在患者出院 1 周后进行电话随访，了解患者出院后的血糖情况及解惑答疑，进行跟踪与评价。

三、持续葡萄糖监测技术的应用

糖尿病患者的血糖管理面临诸多挑战，传统的血糖监测方法，如指尖血糖

监测，有其局限性。为克服传统血糖监测方法的局限性，医院引进智能与可穿戴技术相结合的血糖监测系统——持续葡萄糖监测（Continuous Glucose Monitoring，CGM）系统，其设计轻巧、便携，可随身佩带。护士将患者信息录入全院血糖管理系统中，选择适宜的部位，使用微创的方式将探头植入患者皮下组织，进行持续血糖监测，通过全院血糖管理系统实时观察患者的血糖变化以及检测出未警觉的低血糖和夜间低血糖等情况，为调整治疗方案、饮食指导、活动指导提供依据。患者佩戴 CGM 系统期间，护士为患者提供专业、个性化的健康指导及告知注意事项，及时处理仪器报警故障，患者佩戴结束后护士下载监测数据、解读监测报告。

四、胰岛素泵的运用与管理

胰岛素泵是一种持续、微量的胰岛素输注装置，作为糖尿病强化治疗的一种先进手段在世界范围内广泛应用。护士根据患者血糖情况设定个性化的输注方案，选择适宜的部位，正确置入、调试和维护胰岛素泵，置泵后进行专业的皮肤护理及健康指导，及时进行报警处理和管路检查，确保其安全性和有效性。

五、早期介入并发症筛查

1. 综合评估：护士收集患者个人信息、生活方式、身体指标和医学检查结果等相关资料以及血糖控制等情况进行综合评估。

2. 定期监测：根据评估结果为患者制订筛查计划，包括筛查项目、筛查时间以及筛查周期等，指导患者正确识别早期并发症的表现，发现异常及时就诊。

3. 全面筛查：指导患者正确认识糖尿病，一经确诊应进行全面筛查，指导患者筛查的注意事项，确保筛查的准确性。

综上所述，随着糖尿病患者的增多及人们对健康管理的重视程度提高，血糖监测技术将更加注重患者的需求和体验，更智能化、无创化、便携化和精准化。糖尿病患者的血糖管理任重而道远，面对未来的挑战，医院将持续探索新的血糖管理方法和技术，提升医护人员技能，为糖尿病患者提供更好的健康和生活质量保障。

主要参考文献

[1] 郑丽丽，叶佩芝. 运动自我效能感在糖尿病患者血糖管理积极度与生活质

量中的中介效应［J］. 护士进修杂志，2024，39（8）：795-798，804.

［2］郦英，王芳，姚爱红，等. 动态血糖监测在社区老年糖尿病管理中的应用研究［J］. 老年医学与保健，2024，30（2）：456-460.

［3］中国老年学和老年医学学会，中国老年学和老年医学学会心血管病分会. 中国慢性疾病防治基层医生诊疗手册：糖尿病学分册 2020 年版［M］. 北京：北京大学医学出版社，2020.

［4］王静. 健康教育管理在糖尿病胰岛素泵治疗患者中的应用［J］. 中华现代护理杂志，2020，26（26）：567-571.

［5］尹星琪，张铁强，赵董，等. 强化血糖健康教育对改善 1 型糖尿病患者自我管理行为及心理状态的效果评价［J］. 中国健康教育，2020，36（12）：1156-1159.

（伍　雪）

第五节　全周期守护　从孕育到产后的无缝关怀

每个生命的诞生都是一次奇迹，妇产科医护团队就是守护这份奇迹的天使。在孕产期这段充满期待的旅程中，每位准妈妈都是生命的缔造者，承载着无尽的希望和沉甸甸的责任。她们面临着身心上的重重考验，需要更多的关爱与支持。

金堂县第一人民医院妇产科从科学合理的孕期营养搭配到细致入微的心理调适指导，从个性化的分娩方式选择建议到专业贴心的母乳喂养咨询，再到产后访视的及时跟进与关怀，用心呵护每位准妈妈和新生命的健康与安全。

一、移动孕妇课堂，将关爱延伸

孕妇在分娩前均有不同程度的抑郁和焦虑情绪，由于孕妇对分娩和妊娠等认知不足，容易在分娩时引发并发症，因此孕期的健康教育是产科的重要工作内容。孕妇课堂指专业的医护人员对孕妇进行有针对性、连续、有组织、有计划的课堂教学。孕妇课堂的开设可以有效降低分娩时并发症的发生率，保证母婴平安，同时可以减少医疗资源的浪费以及降低孕妇康复延迟的发生率，有利于良好护患关系的创建。

（一）积极探索，开展移动孕妇课堂

授课形式多样，内容丰富，涵盖多方面知识。

179

1. 孕期保健：邀请妇产科专业医护人员讲解孕期饮食、运动、产检等方面的知识，帮助准妈妈了解孕期保健的重要性。

2. 分娩方式选择：邀请助产士及产科医生介绍自然分娩、剖宫产等分娩方式，帮助准妈妈理性选择分娩方式。

3. 科学育儿：邀请母婴护理专科护士及助产专科护士讲解胎教、婴儿护理、辅食添加等方面的知识，帮助准妈妈更好地照顾宝宝。

4. 义诊服务：组织医疗团队，为农村地区的孕产妇提供部分免费产检项目、线上线下免费咨询服务等。

5. 心理健康服务：建立微信交流群等，加强联系，强化沟通。

（二）移动孕妇课堂开展情况

1. 提前联系乡镇基层妇幼人员，由她们提前联系孕妇，根据孕妇需求预约授课时间、授课地点。

2. 开展时机：定期与不定期开展结合，充分利用各类节日或活动日，如三八妇女节、六一儿童节、母乳喂养日/周活动等。

3. 讲课、技能实操相结合。

4. 服务对象包括农村地区的孕妇、准爸爸及其他家属。

5. 孕妇课堂师资跑长路，孕妇及家属少跑路。

二、搭建沟通桥梁，传递母婴健康知识

《母婴安全行动提升计划（2021—2025年)》和《"健康中国2030"规划纲要》指出，要不断提高妊娠健康水平、全面降低婴儿死亡率。为满足育龄妇女多元化孕产期需求，我国现阶段的主要目标是全面提升我国妊娠保健服务水平、加快妊娠相关技术人才的培养建设。助产士门诊作为产科服务的第一窗口，可为孕妇提供营养指导、妊娠模拟体验、母乳喂养培训等，能够有效缓解孕产妇的分娩恐惧，提高其顺产意愿，进而降低剖宫率。

（一）助产士门诊与母乳喂养咨询门诊服务内容

1. 建立良好的护患关系：孕妇与助产士面对面提前认识，助产士积极与孕妇建立信任关系，以友好、耐心的态度解答疑问，提供心理支持。通过有效的沟通，了解孕妇的需求和顾虑，提供个性化的护理方案。

2. 关注孕妇的心理健康：助产士应关注孕妇的心理健康状况，及时发现和解决焦虑、抑郁等情绪问题。提供心理疏导和健康教育，帮助孕妇树立正确的生育观念，减轻产前压力。

3. 提供全面知识宣教：助产士应对孕妇进行全面的知识宣教，包括孕期

保健、分娩过程、产后护理等方面的知识。采用易于理解的语言和方式，使孕妇能够充分了解生育过程，提高自我保健能力。

4. 关注妈妈的情感需求：母乳喂养咨询师应关注妈妈的情感需求，尤其是那些在哺乳过程中遇到困难的妈妈。通过倾听和理解，给予妈妈支持和鼓励，帮助她们克服哺乳难题，增强母乳喂养的信心。

5. 提供个性化指导：每位妈妈的哺乳情况有所不同，因此需要个性化的指导。母乳喂养咨询师应根据妈妈的具体情况，提供有针对性的建议和解决方案，帮助妈妈实现顺利哺乳。

6. 普及母乳喂养知识：母乳喂养咨询门诊还承担着普及母乳喂养知识的责任。

（二）助产士门诊与母乳喂养咨询门诊开展情况

1. 开展流程：①产检医生在孕32周时，开具助产士门诊与母乳喂养咨询门诊转介单；②孕妇持转介单在产科门诊护士站预约；③就诊的前一天，助产士跟孕妇确认第二天就诊的具体时间；④孕妇按照约定时间就诊；⑤就诊结束后预约下次就诊时间。

2. 开展时机：一般孕32周之后就诊，特殊情况下产检医生与助产士相互沟通，提前告知安排就诊。

3. 开展形式：①一对一个性化指导，理论与技能实操相结合；②举办讲座、工作坊等形式。

4. 服务对象包括孕妇、准爸爸及其他家属。

三、延续关爱母婴健康，产后访视上门服务

产后访视是围生期保健的重要组成部分，也是医护人员对产妇和新生儿出院后健康状况的延续服务，通过产后访视可及时发现产褥期母婴的一系列问题，提高产妇家庭保健自护能力，达到降低产妇和新生儿发病率的目的。开展产后访视是社区（基层）卫生工作的重要组成部分，也是落实《中华人民共和国母婴保健法》、切实提高群众健康水平的重要举措。

金堂县第一人民医院妇产科团队积极开展产后访视工作，关爱母婴健康，做好产褥期保健，加强母乳喂养和新生儿护理指导，促进产妇顺利康复、新生儿健康成长。

（一）主要内容

1. 新生儿方面：

1）观察一般情况、面色、精神、呼吸、哭声和吸吮情况。

2）测体温、称体重、检查脐部及臀部有无异常情况。

3）询问新生儿出院后的喂养、睡眠、大小便。

2. 产妇方面：

1）观察产妇的一般情况、心理精神状态。

2）测量脉搏、血压，必要时测量体温。

3）查看双侧乳房、乳头、乳晕情况。

4）查看子宫底高度、有无压痛、腹部及会阴伤口情况。

5）询问并查看恶露的量、色和性状。

6）查看产妇喂奶的过程，再次指导母乳喂养。

7）产褥期营养及饮食指导。

8）产后康复操指导。

（二）主要流程

1. 确定服务对象为出院后 2 周左右的产妇，查阅资料，了解住院期间母婴情况。

2. 与产妇及其家属进行沟通，确认访视时间。

3. 访视人员应统一着装，佩戴工作证。

四、取得成效

移动孕妇课堂不仅提高了农村地区孕产妇的孕期保健意识和能力，减少了孕期并发症的发生，还建立了良好的医患关系，增强了周边群众对医疗服务的信任度。通过义诊服务，发现了一些孕产妇的健康问题，为后续治疗提供了有利条件。助产士门诊与母乳喂养咨询门诊是传递母婴健康知识与护患沟通的桥梁，是产房助产服务的拓展和延伸，是促进自然分娩"关口前移"的有效举措。产后访视在提高母乳喂养率、促进产后康复和新生儿的正确护理、提升产妇满意度等方面都有积极意义。

综上所述，妇产科医护团队提供的孕产期特色服务，不仅仅局限于医学指导，更在每一次交流中传递生命的美好。医院始终践行优质服务理念，提升孕产妇及家属满意度，用心守护准妈妈，用爱托举新生命，让生命更加璀璨！

主要参考文献

[1] 刘杨. 循证护理模式在小儿腹泻 23 例治疗中的效果评价 [J]. 山西医药杂志，2020，49（10）：115−117.

[2] 潘金洪. 三孩政策的动因和效应分析 [J]. 人口与社会，2021，37（3）：

13-21.

［3］竺珂瑜，官慧敏. 我国助产士门诊发展研究进展［J］. 全科护理，2022，
　　20（34）：4797-4801.

［4］邢新丽，王晓莉，崔新红，等. 探讨助产士门诊连续性服务管理模式
　　［J］. 智慧健康，2023，9（11）：259-264.

［5］叶宁，周春秀，周文胜，等. 江苏省 107 所医疗机构助产士门诊开展现状
　　的调查研究［J］. 中华护理杂志，2022，57（17）：2123-2129.

（黄　英）

第六节　外来器械标签创新管理

外来器械通常指由器械代理公司、医疗器械厂家等为医院提供的可重复使用的医疗器械，其具有更新快、用途单一、价格昂贵的特点，这种器械供应模式能够使医疗成本降低，具有一定的经济和社会效益。随着医疗技术的不断进步和手术领域的日益扩展，外来器械在医院手术中的应用越来越广泛。然而，由于外来器械的多样性和复杂性，其管理成为重要且具有挑战性的任务。

为了更好地满足手术需求，保障患者安全，金堂县第一人民医院在外来器械标签管理上进行了一系列创新，并取得了显著成效。

一、传统管理的问题

在传统管理模式下，外来器械的标签管理存在诸多问题。首先，标签信息不完整、不规范，导致医护人员在使用时无法快速准确地获取所需信息。其次，标签容易脱落、损坏，影响器械的追溯和管理。最后，由于缺乏有效的信息化手段，外来器械的管理效率低下，难以满足临床需求。

二、标签创新举措

（一）标签材质

将传统纸质标签更换为合成纸标签。合成纸标签具有防水、防油、耐磨等特点，可以保证在器械包装、灭菌、储存、发放过程中不易损坏或脱落。

（二）标签形状

区别于常规的矩形标签，医院设计了圆形、椭圆形、三角形等不同形状的

标签，以更好地适应器械的大小和形状。

（三）色彩与图形标识

消毒供应中心采用醒目的红色标识对器械进行分类管理。增加颜色编码，不同种类的器械采用不同的形状、颜色标签，方便医护人员快速识别。此外，还在标签上添加警示标识，以提醒医护人员注意器械的特殊要求和使用注意事项，减少因标识不清导致器械混放储存。

（四）标签内容

除器械名称、规格、消毒日期、失效期等基本信息外，还添加了简化文字、注意事项、保养方法等，以便使用者正确使用。标签分为灭菌标签和警示标签。灭菌标签见图7-6-1，警示标签见图7-6-2。

 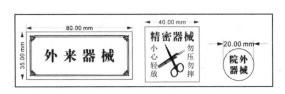

图 7-6-1　灭菌标签　　　　　　图 7-6-2　警示标签

（五）标签打印技术

喷墨打印技术与激光打印技术让标签更清晰耐用。现采用喷墨打印技术，成本低、效果好、性能稳定。

（六）引入数字化标签

采用二维码、RFID等数字化技术，将外来器械的信息以数字化的形式呈现。医护人员只需通过扫描标签，即可快速获取器械的名称、型号、生产日期、有效期、使用说明等详细信息。数字化标签具有抗磨损、防脱落等特点，确保了信息的持久性和准确性。

三、标签创新成效

（一）进一步确保器械安全

标签上的信息提醒医护人员注意器械的使用条件和限制，避免因标签信息错误导致器械损坏和患者损伤。标签作为器械质控的依据，确保器械在有效期内保持良好的性能和质量。

（二）提高工作效率

通过标签上清晰的信息标识，医护人员能够迅速定位所需医疗器械，大幅减少搜索和核实时间，显著提升工作效率。同时，标签的规范应用还有助于医护人员迅速掌握器械的基本信息及其消毒状态，有效防止器械丢失和损坏，从而降低医疗卫生机构的运营成本。

（三）错误率降低

改进标签设计，极大地减少了器械发放错误率，降低了医疗差错风险，提高了医疗安全。

（四）管理规范化、高效化

标签系统的改进不仅显著提升了单个医疗器械的识别精度和效率，还规范了器械的灭菌、存储、发放等关键管理环节。这种改进使整个器械管理流程更加规范化和系统化，极大地方便了医护人员在器械清点、核对和记录方面的工作，从而确保器械管理的科学性和整体运作的高效性。

综上所述，医院应继续完善外来器械标签创新管理工作，探索更加高效、智能的管理手段，加强与其他医院的合作与交流，共同推动外来器械标签创新管理。

主要参考文献

［1］郭来康. 安全风险管理防御机制在手术室外来器械与植入物管理中的应用［J］. 中医药管理杂志，2021，29（13）：209-210.

［2］陈志，李少丽，欧春红，等. 不同标签在消毒供应中心包装和发放中的应用效果［J］. 世界最新医学信息文摘（连续型电子期刊），2021，21（20）：287-288.

［3］新疆医科大学第六附属医院. 一种消毒供应中心用手术器械包分类标识装置：CN202220291634.7［P］. 2022-06-21.

［4］林雪娟，诸莉敏，魏丽君. 宫腔镜唯一性标识设计在消毒供应质量追溯中的应用［J］. 护理与康复，2023，22（1）：100-102.

（欧　飞）

缩略词

1. 人工智能：Artificial Intelligence，AI
2. 加速康复外科：Enhanced Recovery After Surgery，ERAS
3. LEER 模式：少痛（Less Pain）、早动（Early Move）、早食（Early eat）、安心（Reassuring）
4. 多学科协作团队：Multidisciplinary Team，MDT
5. 患者自控镇痛：Patient-controlled Analgesia，PCA
6. 卡氏功能状态评分：Karnofsky Performance Scale，KPS
7. 安宁疗护功能评估表：Palliative Performance Scale，PPS
8. 办公自动化系统：Office Automation System，OA
9. 静脉血栓栓塞症：Venous Thrombo Embolism，VTE
10. 深静脉血栓形成：Deep Vein Thrombosis，DVT
11. 肺栓塞：Pulmonary Embolism，PE
12. 医院信息系统：Hospital Information System，HIS
13. 呼吸机相关性肺炎：Ventilator-associated Pneumonia，VAP
14. 重症监护室：Intensive Care Unit，ICU
15. 非典型肺炎：Severe Acute Respiratory Syndrome，SARS
16. 新型冠状病毒感染：Corona Virus Disease 2019，COVID-19
17. 基于急诊科的快速反应小组：Emergency Department - based Rapid Response Team，ED-RRT
18. 根本原因分析法：Root Cause Analysis，RCA
19. 基于问题的学习（或问题式学习）：Problem-based Learning，PBL
20. 专科护士：Clinical Nurse Specialist，CNS 或 Nurse Specialist，NS
21. 经外周静脉穿刺中心静脉置管：Peripherally Inserted Central Catheter，PICC
22. 专科护理门诊：Nurse-led Clinics，NLCs
23. 输液港：Implantable Venous Access Port，PORT 或 IVAP
24. 中心静脉导管：Central Venous Catheter，CVC
25. 质量改进小组：Quality Improvement Team，QIT
26. 标准作业程序：Standard Operation Procedure，SOP

27. "7S"管理：整理（Seiri）、整顿（Seiton）、清扫（Seiso）、清洁（Seiketsu）、素养（Shitsuke）、安全（Safety）和节约（Saving）

28. 医用耗材 SPD 项目：供给（Supply），加工（Processing），配送（Distribution）

29. 医院资源规划：Hospital Resource Planning，HRP

30. 计时护士：Part-time Nurse

31. 移动手持电脑设备：Personal Digital Assistant，PDA

32. 持续葡萄糖监测：Continuous Glucose Monitoring，CGM